科学健康·心力衰竭

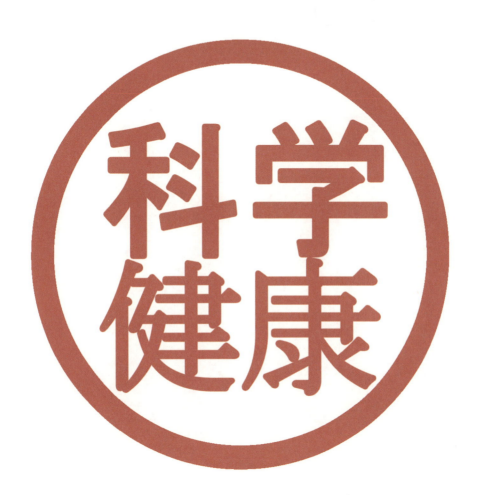

中国科学技术协会 ｜ 中国老科学技术工作者协会 ｜
国家卫生健康委员会　组织编写

科学普及出版社
·北　京·

名誉主编： 周光召　邓　楠

主　　审： 曾益新　齐　让

主　　编： 王捍峰　吴甘美

编　　委（按姓氏笔画排序）：

王捍峰　邓　楠　申倚敏

齐　让　吴甘美　张　健

周光召　胡盛寿　高润霖

韩雅玲　曾益新

科学健康

周光召

轻轻松松一佰岁

高高兴兴一辈子

陈峰敬题 二零零七年九月于北京

序言

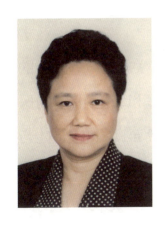

　　健康是人生的第一需要，也是人类生存繁衍的前提。有健康才会有蓬勃的生命，才会有努力、奋斗和成功。世界卫生组织认为，健康既包括躯体健康，也包括心理健康，还包括良好的社会适应能力。这种观点确有道理。有病的人固然不能说是健康，但一个虽然没有病，却整天郁郁寡欢、与周围的人格格不入、总是给别人和自己带来不愉快的人同样也不是一个健康的人！由此可见，健康既是一种生理现象，同时也是一种心理现象和社会现象。只有身体功能良好、精神健康并且拥有积极向上的生活态度以及和谐人际关系的人，才能真正称得上是健康的人。

　　健康来自科学的生活方式。调查表明，在影响人类健康的诸多因素中，60%以上来自我们每个人的生活方式和保健意识，只有40%来自社会、家庭遗传、医疗以及所处的环境。现代人所患疾病45%以上与不良的生活方式有关，而导致死亡的因素有60%与不良的生活方式有关。实现健康的最好方法，就是进一步提高科学素质，了解和掌握正确的医药卫生知识，自觉养成良好的生活习惯，培养良好的个性与人格，实践科学文明、健康向上的生活方式，通过科学饮食获取均衡的营养，通过适当运动和规律的生活获取充足的睡眠和健康的体质，通过及时有效的心理调适活动获取健康的心理，力戒吸烟、过量饮酒、食物过精、久坐不动等不良嗜好。健康不仅仅是个人的事情，更是家庭的事情、社会的事情；维护个人健康，促进社会健康，是我们每个社会成员必须承担的社会责任！

我们生活在一个城市化、工业化、全球化快速发展的时代。随着物质生活水平的迅速提高，人们在充分享受现代文明成果的同时，也不可避免地面临着各种各样的疾病威胁。对付疾病的亘古良方，一是不要害怕，二是要相信科学。科学是人类健康的保护神，正是飞速发展的医药科技赋予了人类以神奇的力量，使我们能够在严重威胁人们身心健康的各种疾病面前，成功化解危机，摆脱疾患的困扰。健康向上的心理状态是我们对付病魔的第一道防线，现代医学科技是战胜疾病的有力保障。坚韧不拔的毅力，乐观豁达的心态，积极和谐的人际关系，有助于养成自尊自信、热爱生活、关爱生命的生活态度，由心理健康促进身体健康。这既体现了我们对生命的敬佩，更是对人类生存本质意义的追求!

健康水平是衡量人们生活质量和社会发展程度的重要标志，对健康的重视程度体现了社会文明进步的程度。《科学健康》是一套讲授健康理念、健康方法、健康生活的科普著作，通俗易懂，方便实用。希望每个人都能认真地读一读这套书，从中汲取医学知识，提高医学素养，实践健康方法，重视和追求健康，为全面建设小康社会贡献一份力量。

是为序。

中国科学技术协会原常务副主席　邓楠

2007 年 8 月

序言

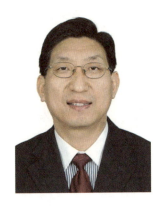

健康是人全面发展、生活幸福的基石，是人类对美好生活的永恒追求，是经济社会发展的基础条件，是社会文明、国家富强、民族振兴的重要标志。人拥有健康，才能进行学习、劳动、创造与发明，才能学习掌握科学技术，形成智慧，成就事业，幸福生活。健康是世界上最宝贵的财富，没有健康，一切无从谈起。掌握健康科学，成就科学健康！

"没有全民健康，就没有全面小康"，习近平总书记在党中央、国务院召开的新世纪第一次全国卫生与健康大会上深刻论述了健康的重要性，确定将人民健康放在优先发展的战略地位，从党和国家事业全局的战略高度对新时期卫生和健康工作提出了一系列新思想、新要求，这是我国卫生与健康发展理念的一次重大飞跃，是"健康中国"建设的根本指南。紧随其后，作为国家战略，党中央、国务院颁布实施《"健康中国2030"规划纲要》，勾画了打造"健康中国"的美好蓝图，彰显了我国将对健康问题的重视提升到前所未有的高度。越来越多的证据表明，健康正在受到全国人民前所未有的关注，卫生与健康事业迎来了新的春天，人人享有健康正逐步成为现实。

党和政府历来高度重视科技工作者的健康，不断提升相关医疗卫生服务能力与水平，保障科技工作者在建成小康社会中重要作用的充分发挥。中国科学技术协会、中国老科学技术工作者协会联合国家卫生和计划生育委员会一直为增进科技工作者的健康而积极努力，希望在促进科技工作者健康上贡献一些力量，以表达对科技工作者的敬意。科技创新离不开科技工作者强健的体魄、健康的心理和充沛的精力，科技创新和科学普及是实现创新发展的两翼，同等重要。出版《科学健康》科普丛书，就是在科技工作者中普及健康科学，传播科学的健康知识，倡导健康的生活方式。《科学健康》已出版9卷，自问世以来，由于其内容的科学性、准确性和权威性，受到科技工作者和广大公众的喜爱和好评，在提高科技工作者健康素养上发挥了作用。希望通过阅读《科学健康》，促进读者养成健康的生活方式，不断提高健康素养，激发读者对健康或者与医学相关融合领域的研究，做健康科学的实践者、探索者，有力推进"健康中国"建设的伟大事业。

无论对于一个人，还是一个国家、一个民族，健康都是一项长期的系统工程，贵在践行。祝愿每一位读者不断了解、掌握、运用健康科学，提升生活质量和生命质量，用自己的健康实践为"健康中国"留下精彩的注脚，为全面建成小康社会、实现中华民族伟大复兴的中国梦作出更大的贡献。

中国科学院院士
国家卫生健康委员会副主任　曾益新

2017 年 9 月

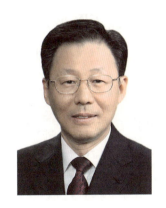

序言

党的十八大以来,以习近平同志为核心的党中央坚持人民至上,把实施"健康中国"战略摆在重要位置。提升老科技工作者的健康素养,让更多老科技工作者享受有品质的健康生活,是建设"健康中国"的重要内容,更是老科协的重要任务。中国老科协始终把服务全民健康素养提升作为一项重要任务,长期以来通过开展健康讲座、举办科学健康论坛、发布和出版健康科普作品等方式开展优质健康科普活动,受到广泛欢迎。

今年7月,我和齐让、王延祜、庞晓东同志参加中国老科协"科学健康圆桌会"专题座谈会。吴甘美、王捍峰同志谈到了这项工作的发展历程:2006年在时任全国人大常委会副委员长、中国科协主席周光召的积极倡议和推动下,创办"科学健康"圆桌会议,邀请临床医学和生命科学领域知名专家与两院院士面对面交流研讨,弘扬科学家精神,关注老科学家身体健康,普及科学健康知识,至今已成功举办33届。

2007年起，中国科协和卫健委保健局组织知名临床医生撰写医学科普文章，至今已出版12册《科学健康》丛书。中国科协科普部今年将修订再版该丛书，尝试通过漫画、音频和小程序等方式创新，向包括老科技工作者在内的广大老年人普及健康知识、倡导健康生活方式，让大家自发参与、乐在其中。

再版的《科学健康》丛书有三个变化。一是内容更权威。修订版由多位医学领域的院士、知名专家、优秀医生共同参与，针对中老年人普遍关注的热点健康问题和老年常见病等进行权威解答，科学看待疾病，科学进行诊疗和预防。二是形式更通俗。丛书内容以简单问答的形式呈现，贴近读者、通俗易懂，是实用性很强的科普书。再版丛书增加了老年人普遍关注的睡眠、心血管、骨质疏松等健康问题。三是理念更先进。丛书与时俱进，反映了近年来医学领域的最新成果，全新的健康诊疗理念、知识和技术，充分体现了中国医学的发展特色和国际水平。

再版《科学健康》丛书是向党的二十大的献礼，也体现了党和国家对广大老科技工作者的关心。希望读者能够在书中收获更多的阅读乐趣，运用科学的健康知识，享受有品质的健康生活。

中国老科学技术工作者协会会长　李学勇

2022年7月

目录 Contents

第一章　带你认识心脏 / 001

心脏的位置 / 003

心脏的结构 / 004

心脏的作用 / 006

心脏的血液循环 / 007

心脏传导系统 / 008

心脏瓣膜 / 010

第二章　什么是心力衰竭 / 013

心力衰竭的定义 / 015

心衰的国际现状 / 016

心衰的国内现状 / 017

心衰的分类 / 018

慢性心衰的病因 / 020

急性心衰的病因 / 021

心衰的发展过程 / 022

什么情况下会诱发心衰 / 023

心衰病理过程 / 024

心衰小讲堂 / 025

第三章　高危因素篇 / 027

什么是心力衰竭的高危因素 / 029

一图看懂心衰高危因素 / 030

高血压是如何导致心力衰竭的 / 031

冠心病与心力衰竭 / 033

心律失常与心力衰竭 / 034

高龄与心力衰竭 / 035

糖尿病与心力衰竭 / 036

怀孕与心力衰竭 / 037

什么是心脏瓣膜病 / 038

心脏瓣膜病为什么会导致心衰 / 039

二尖瓣狭窄 / 040

二尖瓣关闭不全 / 041

三尖瓣狭窄和关闭不全 / 042

主动脉瓣狭窄 / 043

主动脉瓣关闭不全 / 044

第四章　症状篇 / 045

左心衰临床表现 / 047

右心衰临床表现 / 048

全心衰临床表现 / 049

常见临床表现 / 050

心衰的严重程度是怎样划分的（一）/ 052

心衰的严重程度是怎样划分的（二）/ 054

心衰的严重程度是怎样划分的（三）/ 055

急性左心衰的症状 / 056

出现严重心衰表现应该怎么办 / 057

关于心衰症状那些事 / 058

第五章　检查篇 / 061

心衰筛查需要做哪些检查 / 063

心电图是什么检查 / 065

X 线是什么检查 / 066

超声心动图是什么检查 / 067

实验室检查 / 068

生物学标志物 / 069

心脏磁共振检查 / 070

冠状动脉造影是什么检查 / 071

其他特殊检查 / 072

第六章　药物治疗篇 / 073

心衰的治疗要点 / 075

心衰的治疗目的 / 076

心衰的治疗原则 / 077

利尿剂 / 078

血管紧张素转换酶抑制剂 / 082

β受体阻滞剂 / 085

强心剂 / 089

醛固酮受体拮抗剂 / 091

血管紧张素受体拮抗剂 / 092

神经内分泌抑制剂的联合应用 / 094

药物知识小讲堂 / 096

第七章　非药物治疗篇 / 099

心衰的非药物治疗主要有哪些 / 101

心脏再同步化治疗 / 102

植入型心律转复除颤器 / 105

心脏辅助装置 / 107

心脏移植 / 110

什么是心脏起搏器 / 112

心脏起搏治疗 / 113

主动脉瓣膜病治疗 / 114

经导管瓣膜置换术 / 117

J-Valve® / 118

心衰发病过程 / 119

心衰评估 / 120

第八章　康复篇 / 121

健康指导 / 123

如何正确地对待心衰 / 124

心衰患者的护理 / 125

气体交换受损心衰患者的护理 / 126

体液过多心衰患者的护理 / 129

活动无耐力心衰患者的护理 / 133

洋地黄中毒心衰患者的护理 / 136

猝死心衰患者的护理 / 137

心衰患者的病情观察 / 138

心衰患者并发症的护理 / 139

心衰患者心理护理 / 140

心衰患者复发的预防 / 142

第九章　心衰相关新技术篇 / 145

瓣膜病微创手术 / 147

经皮肺动脉瓣置入术 / 148

经导管二尖瓣夹合术 / 149

新型药物 ARNI / 151

干细胞治疗及基因治疗 / 153

张 健

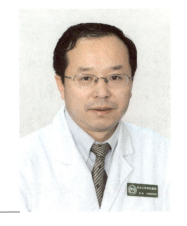

医学博士，主任医师、教授，博士研究生导师，中国医学科学院阜外医院心力衰竭中心主任。中国医师协会心力衰竭专业委员会主任委员、心血管病分会常务委员，中华医学会心血管病学分会心力衰竭学组副组长，中国病理生理学会心血管专业委员会理事和国际心脏研究会中国分会委员，国家心血管病临床医学研究中心学术委员会委员，阜外医院学术委员会常务委员。《中华心力衰竭和心肌病杂志》主编，《中国循环杂志》常务编委以及《中华心血管病杂志》《中华老年医学杂志》等编委。

三十多年来，始终致力于心血管病的临床和研究工作，特别是对冠心病、高血压、心肌病、心肌炎、感染性心内膜炎和心力衰竭等诊治有着丰富的经验。自2002年起，专注于心血管病急重症和心力衰竭的临床和研究工作，倡导在指南指导下的实践与理论的统一，强调重症患者的个体化治疗理念，积极实践多学科协作诊治。着力于心力衰竭的病因学研究，积累了针对病因分类分层诊治的经验，取得了部分扩张型心肌病患者完全恢复正常的喜人疗效。同时，对心肌淀粉样变、糖原累积心肌病、巨细胞心肌炎等疑难罕见病有深刻的认识。强调心力衰竭的多学科协作并追求创新，曾与体外循环、心外科等协作，成功开展了我国内科首例应用体外膜肺治疗扩张型心肌病泵衰竭且随访11年患者心脏结构和功能完全康复的非常病例。与介入专家协作完成了亚洲首例经皮左心辅助装置抢救心源性休克的工作。

写给读者的话

心力衰竭是 21 世纪人们面对的最严重的心血管病，其预后甚至比许多癌症还差，是严重危害广大国民生命健康和迫切需要解决的重要问题。近五年来，心衰诊治和管理在各个方面都取得了长足进步，《科学健康·心力衰竭》再版就是让大家更广泛地了解心衰、提高全民心衰防治的水平，让医者能够自觉采取科学的诊治方法，让患者能够自觉遵循规范和科学的自我管理，以取得良好的疗效，为国家和家庭合理使用医疗资源发挥积极作用。

心衰是由多种病因（如高血压、冠心病、心肌病、心肌炎、瓣膜病等）导致的一组复杂的临床表现，主要表现为早期容易疲乏、体力逐渐下降；劳力后呼吸困难；夜间憋气而醒，坐起后减轻，甚至端坐呼吸；下肢水肿，甚至胸水、腹水等。可以这么理解，心衰不同于肺癌这类有具体病理改变的单一疾病，它是各种心血管病（基础疾病）的严重或终末状态。

明确是否心衰，需要具备以下几个条件：第一有心衰的症状和体征；第二有 BNP/NTproBNP 的升高；和/或第三有 X 胸片显示肺部瘀血或水肿，超声心动图显示心脏结构和功能有异常。当有上述定义中的可疑症状时，就需要去医院诊断有无心衰。确诊后，会进一步把心衰分为三种情况：射血分数（LVEF）降低的心力衰竭，即 LVEF≤40%（HFrEF）；LVEF 轻度减低的心衰，即 LVEF41%~49%（HFmrEF）；LVEF 保留的心衰，即 LVEF≥50%（HFpEF）；以及 LVEF 改善的心衰（HFimpEF），这是一部分经过规范治疗 LVEF 提高甚至完全恢复的心衰患者。明确自己属于哪个类型，对治疗会有帮助。

在治疗理念上，最新的方法是四联疗法（"新四联"），它建议慢性心衰患者的治疗药物组合用 ACEI/ARNI+β-B+MRA+SGLT2i 替代原来的"金三角"疗法。其中，ACEI 是血管紧张素转换酶抑制剂，ARB 是血管紧张素受体抑制剂，ARNI 是血管紧张素受体脑啡肽酶抑制剂，β-B 是 β 受体阻滞剂，MRA 是醛固酮受体拮抗剂，SGLT2i 是钠葡萄糖共转运酶抑制剂。如果仍然有水肿存在，则应加用利尿剂。在器械治疗方面，对于猝死风险的患者，可考虑使用植入式除颤起搏器（ICD）；对于完全左束支传导阻滞的患者，可考虑使用同步化起搏治疗（CRT P/D）及最新的生理起搏 CRT（Adeptiv CRT）。晚近，起搏治疗进步迅速，已经有了无导线植入式心室收缩刺激器、Micra 和 Aveir 无导线起搏器等。对于 HFpEF 患者，还有房间隔造瘘分流技术等新治疗；对于心衰伴有严重瓣膜问题的患者，有经皮主动脉瓣置换术、经皮二尖瓣缘对缘钳夹术、经皮三尖瓣置换术等新技术。这些新材料、新设备和新技术使心衰治疗有了更多的方法、取得了更好的疗效。

对于重症心衰患者，短期救治中 IABP、ECMO 等机械辅助装置的应用，显著提高了危重患者的生存率，为患者接受进一步治疗提供了时间和机会。中长期的左心室辅助装置（LVAD，俗称人工心脏）已经在中国上市应用，为晚期患者带来了新希望。目前，全磁悬浮的左心室辅助装置重量只有 100 多克，体积也非常小，植入后能够有效维持患者的基本生命和生活需求；而且对于部分患者，LVAD 也可以成为永久的治疗手段。心脏移植作为终极治疗，在终末期心衰的治疗上仍然发挥着重要作用，但由于供体限制，未来 LVAD 将与心脏移植并行存在很长一段时间。近期，经过基因编辑的猪心被移植到人体内，并取得了一些重要的科学数据，异种脏器移植仍然在研究中，希望能够取得更大的进步和突破。

心衰的管理和自我管理是心衰全病程中重要的一环。患者出院回到社区和家里后，需要遵从医院要求，定期去医院复查和坚持治疗。要努力学会自我管理，包括保持好的心态，有坚持治疗的信心；转变生活角色——让自己"从运动员转业为观众"；认识自己服用的药物，如药名、剂量和服药时间；知道自己症状的变化，如是否有水肿、是否出现呼吸困难等；知道自己何时需要及时去医院进一步治疗。当前，也有一些新的辅助设备来帮助我们了解病情的变化，如穿戴式背心、手表、远程心电监测等。我们需要知道，心衰的诊治过程可以分为三步：第一步，病情严重阶段，要立即去医院救治，而不能在家"扛着"，扛着不仅耽误治疗机会，而且会带来更大病痛、更多费用，甚至生命的代价；第二步，经医院治疗病情平稳后，要积极配合医院计划，开始"新四联"药物的起始应用，并在医院明确心衰的病因、了解本次发作的诱因（如锻炼过度或喝水太多，或肺部感染等），加入到医院的随访中；第三步，回到家里后需要按照医院随访要求复查，即便症状完全缓解了，也有必要定期去医院复查。

总之，近些年的心衰诊治进步很大，新的理念、新的药物、新的器械和新的方法为心衰患者带来了很大获益，提高了心衰患者的生活质量，改善了心衰患者的预后。本书给大家做了一个科普，没有囊括所有的进步是个遗憾。希望本书的内容能够帮助大家初步了解心衰、了解心衰的基本诊治和管理，能够为心衰患者和家属提供更多的帮助。

张 健

2022年8月

第一章

带你认识心脏

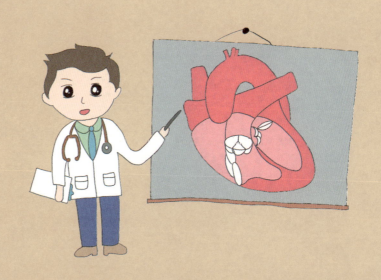

第一章 带你认识心脏

心脏的位置

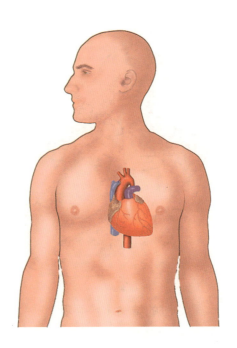

心脏一般位于胸腔中部偏左下方,体积相当于一个拳头大小,重量约 250 g。女性的心脏通常比男性的心脏体积小且重量轻。人的心脏外形像桃子,位于横膈之上、两肺间而偏左。

心脏的结构

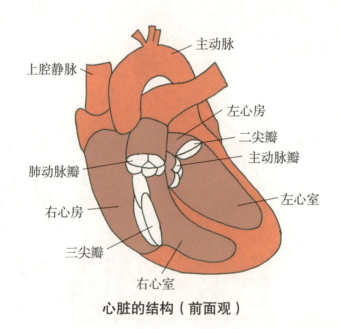

心脏的结构（前面观）

人的心脏内部有左心房、左心室、右心房、右心室四个腔。左右心房之间和左右心室之间均由间隔隔开，互不相通。心房位于心脏的上部，心室位于下部。在心房和心室之间具有房室瓣，在心室和动脉之间具有动脉瓣，瓣膜可以防止血液在心脏中倒流。

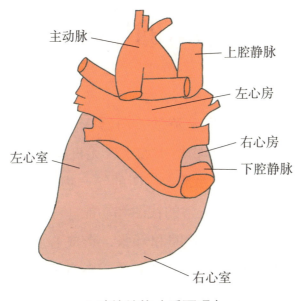

心脏的结构（后面观）

从心脏发出的血管称为"动脉"，都从心室发出，左右心室各发出1根。从左心室发出的"主动脉"负责全身血液供应，称之为"体循环"；从右心室发出的"肺动脉"负责将血液送至肺部进行血氧交换，称之为"肺循环"。

进入心脏的血管称为"静脉"，都进入心房。进入左心房的有4根肺静脉，其中左右肺静脉各2根；进入右心房的有上下腔静脉各1根。

心脏的作用

心脏的作用是推动血液流动,向器官、组织提供充足的血流量,以供应氧和各种营养物质(如水、无机盐、葡萄糖、蛋白质、各种水溶性维生素等),并带走代谢的终产物(如二氧化碳、尿素和尿酸等),使细胞维持正常的代谢和功能。

心脏的心肌有节律地收缩和舒张,形成心脏的搏动。心肌收缩时,推动血液进入动脉、流向全身;心肌舒张时,血液由静脉流回心脏。所以,心脏的搏动推动着血液的流动,是血液运输的动力器官。

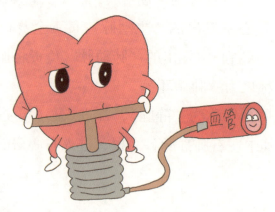

心脏是一个强壮的、不知疲倦、努力工作的泵。心脏的功能对人体健康、工作及寿命有着至关重要的作用。一旦心脏停止跳动,那就意味着一个人的生命终止了。

心脏的血液循环

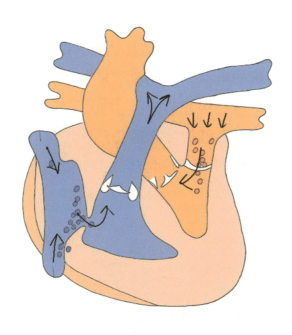

心脏是血液循环中的一个重要器官,血液流动方向为:上下腔静脉→右心房→右心室→肺动脉→肺循环→肺静脉→左心房→左心室→主动脉→体循环→上下腔静脉。心脏像一台强水泵或发动机,将新鲜血液输送到全身。全身的血液流回心脏,心脏再把它们送到肺部,在肺部吸取养分变为新鲜血液。所以,心脏是血液循环系统中的一个重要器官,是直接关系到人的生命的器官,我们都应关注并爱护好它。

心脏传导系统

如果将心脏的特殊传导系统比喻为高速公路,心脏总指挥部——窦房结发出的电指令经高速公路传导时十分迅畅、快速。在高速公路上奔跑的电活动(电流)经位于心房、心室中不同部位的出口,流向左右心房和心室、心肌。电流至心肌时,刺激心肌,引起心肌收缩。心脏传导高速公路先经过心房,从心房各出口出来的电流先刺激心房,引起心房先收缩。

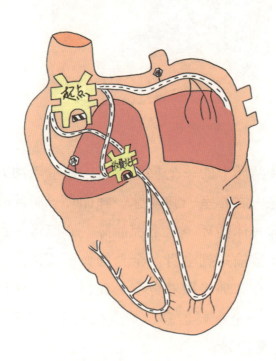

第一章 带你认识心脏

可将房室结比喻为高速公路上的收费站，电流经过此处时，有一延迟，然后再进入心室高速段。心室高速又很快分叉为左右室高速，电流再由左右室高速的不同出口流向左右心室，刺激心室肌，引起心室收缩。由于房室结的延迟作用，心室比心房约晚0.12秒收缩，而左右心室几乎是同时收缩。这一过程是心房先收缩，将血流由心房泵入心室，心室再收缩，左心室将血液泵至全身，维持生命正常活动。

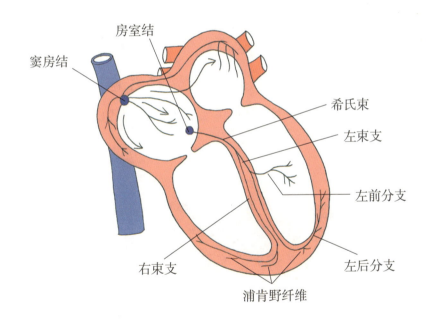

心脏瓣膜

- **二尖瓣**

二尖瓣位于左心房和左心室之间,如同一个左房和左室之间的"单向活门",保证血液循环由左心房向左心室方向流动和通过一定的血流量。

- **主动脉瓣**

主动脉瓣位于主动脉口,在左心室的右上方。心室收缩时,血流向上猛冲,将主动脉瓣叶推离主动脉腔中心;心室舒张时,

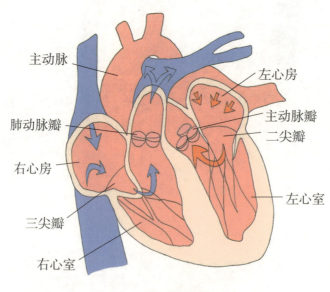

心脏瓣膜前面观

瓣叶被动降入主动脉腔中心。瓣膜形态正常时，3个瓣叶沿接合缘对合，并支持主动脉内的血柱防止反流入心室。

- **三尖瓣**

三尖瓣位于右心房与右心室之间，由3个瓣叶组成。

- **肺动脉瓣**

肺动脉瓣位于右心室和肺动脉之间，由3个半月瓣组成。

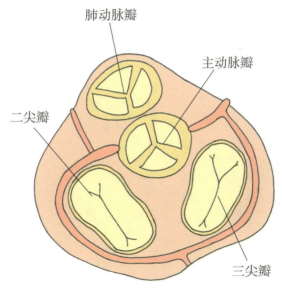

心脏瓣膜横断面

第二章

什么是心力衰竭

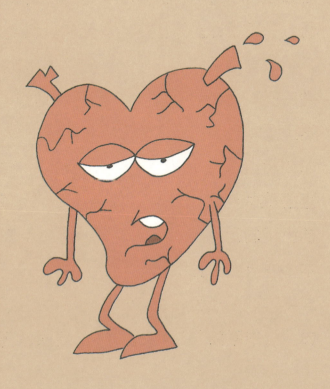

心力衰竭的定义

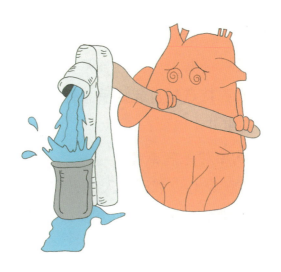

心脏就像一个"水泵",不停地把血液运送到全身,身体的各个器官及组织都需要血液中的氧气和养分来供给。心力衰竭(简称"心衰")其实就是这个"水泵"发生了故障,可能是零件发生了异常(心脏结构),也可能是"生锈"了(功能受损),最终不能正常地"蓄积血液"(心室充盈)或"泵出血液"(射血功能)。如果不能把血液"吸回"心脏,血液就会滞留在肺部或躯干、肢体及内脏等组织器官,相应地表现为相应器官的血液淤滞。如果不能把血液有效地泵出以供应各个器官,器官就会缺少氧气和养分,出现"饥饿",进而不能正常工作,比如肢体无力、大脑不能正常工作而出现记忆力下降、反应迟钝等。各种心脏疾病发展到最后都会导致心脏衰竭。

心衰的国际现状

心力衰竭（简称"心衰"）是各种心血管病和相关疾病的危重阶段，是当前最严峻的公共卫生问题，是全球心血管病防治的核心课题之一。心衰病程特点是自起病后急性发作和慢性稳定期反复交替出现，逐渐加重并走向死亡。

● **特点一：发病率和患病率高**

研究证实，西方国家心力衰竭的人群患病率为1%~2%；心衰的发病随着年龄的增加而增加，美国70岁以上老年人心衰的发病率高达10%左右。

● **特点二：致残率和死亡率高**

研究表明，心衰是心血管病导致死亡的最主要原因，也是各种原因住院导致患者死亡的重要原因。一旦发生心衰，患者的5年死亡率高达50%左右，比较部分癌症，心衰的预后更差。罹患心衰后，患者的运动能力明显下降，因疾病反复发作，常常往返在急诊室、住院和短暂缓解后在家休息的过程中，基本丧失了劳动能力，严重影响生活质量。

● **特点三：医疗花费高**

由于心衰的基本特点，反复住院（术语称"再住院"）是导致国家和患者医疗负担沉重的重要原因。研究表明，欧美国家心衰再住院是导致心血管病经济负担居高不下的关键因素。在我国，目前还没有准确的调查数据，有限的资料显示每次心衰住院的费用为0.9万~1.2万元。

心衰的国内现状

中国的心衰发病率居亚洲之首,慢性心力衰竭对我国仍然是巨大的公共卫生经济负担。

2003年中国心衰流行病学调查数据显示,心衰的患病率为0.9%,心衰患者大约为450万人。2013年的荟萃分析结果显示,中国心力衰竭的患病率达1.3%,较2003年增加0.4%。2000—2010年,中国8座城市12家医院的16681例心衰患者中,6453例在5.82年内死亡。

中国心衰患者注册登记研究了解到了中国住院心力衰竭患者的病因、临床特点和治疗情况。

患者平均年龄66岁,54.5%为男性,患者住院时间约11天,住院死亡率为5.3%。病因首先是高血压,其次是冠心病、非缺血性心肌病、糖尿病、瓣膜性心脏病、先天性心脏病。研究发现,中国心衰患者的年龄较低,这可能与我国心衰危险因素控制较差、诊断不及时或心衰患者药物应用对指南依从性不佳而导致过早发病有关。慢性肾脏病为我国第3位心衰并发症,风湿性心脏病及退行性瓣膜性心脏病是我国瓣膜性心脏病的主要表现形式。

心衰的分类

- **根据心脏受损部位分类**

左心衰：是指左侧心腔功能障碍。

右心衰：是指任何原因引起的右侧心腔功能障碍。

全心衰：全心衰竭是指同时具有左心衰竭和右心衰竭的临床表现。

- **根据时间、速度、严重程度分类**

急性心力衰竭：慢性稳定性心衰突然发生恶化称为急性失代偿性心衰。急性心衰的另一种形式为心脏急性病变导致的心脏功能由正常急转直下，突发衰竭。

慢性心力衰竭：在原有慢性心脏疾病基础上逐渐出现心衰症状、体征的为慢性心衰。慢性心衰症状、体征稳定1个月以上称为慢性稳定性心衰。

- **根据功能失调的性质分类**

舒张性心力衰竭：是指心脏不能正常扩张进而"蓄积血液"，类似于气球放在了铁罩子里，充气困难。

收缩性心力衰竭：是指心脏本身收缩无力，不能正常"泵出血液"。

• 根据左心室射血分数（LVEF）是否保留分类

左心室射血分数降低的心衰（HF-REF）

左心室射血分数保留的心衰（HF-PEF）

HF-REF 和 HF-PEF 的定义

分类	LVEF（%）	描述
HF-REF	≤40	收缩性心力衰竭。随机临床试验主要纳入 HF-REF 患者，有效的治疗已得到证实
HF-PEF	≥50	舒张性心力衰竭

一般来说，HF-REF 指传统概念上的收缩性心衰，而 HF-PEF 指舒张性心衰。但收缩功能异常和舒张功能异常可以共存。左心室射血分数是心衰患者分类的重要指标，也与预后及治疗反应相关。

慢性心衰的病因

- **冠状动脉疾病**：心肌梗死、心肌缺血
- **慢性压力超负荷**：高血压、阻塞性瓣膜病
- **慢性容量超负荷**：反流性瓣膜病、心内（左至右）分流、心外分流
- **心肌病**：扩张型、肥厚型、限制型、致心律失常右心室心肌病和未分类的心肌病
- **家族性或遗传性疾病**
- **心脏毒性药物**：蒽环类抗肿瘤药、酗酒、可卡因
- **心肌浸润性病变**：淀粉样变性、结节病
- **代谢内分泌性和营养性疾病**：糖尿病、甲状腺功能亢进
- **病毒或其他感染**
- **原发性血色病或长期红细胞输注导致铁过载可引起心肌病**
- **围生期心肌病**
- **应激性心肌病**
- **心律失常**：心动过速、心动过缓、传导系统病变
- **心包疾病**：限制性心包炎、心包积液
- **高心输出量状态**：动静脉瘘、慢性贫血、甲状腺功能亢进
- **容量负荷过重**：肾衰竭

急性心衰的病因

导致心功能迅速恶化的常见原因	导致心功能逐渐恶化的原因
快速性心律失常	感染（包括感染性心内膜炎）
严重的心动过缓/传导阻滞	慢性阻塞性肺疾病急性发作/支气管哮喘
急性冠状动脉综合征	贫血或出血
急性冠状动脉综合征的机械并发症	肾功能不全
急性肺栓塞	饮食/药物治疗的依从性差，自行停药
高血压危象	医源性：非甾体消炎药或皮质激素
心包压塞	心动过缓和传导阻滞
主动脉夹层	未控制的高血压
手术和围术期	甲状腺功能减退或亢进、酒精和药物滥用

心衰的发展过程

心衰的阶段	定义	患者人群举例
A期（前心衰阶段）	患者为心衰的高发危险人群，尚无心脏的结构或功能异常，也无心衰的症状和（或）体征	高血压、冠心病、糖尿病
B期（前临床心衰）	患者从无心衰的症状和（或）体征发展成结构性心脏病	左室肥厚、无症状心脏瓣膜病、陈旧性心肌梗死等
C期（临床心衰阶段）	患者已有基础的结构性心脏病，以往或目前有心衰的症状和（或）体征	有结构性心脏病伴有症状、体征
D期（难治性终末期）	患者有进行性结构性心脏病，虽经积极的内科治疗，但休息时仍有症状且需要特殊干预	因心衰须反复住院且不能安全出院者

心衰是一种慢性、自发进展性疾病，很难根治，但可预防。一个完整的过程可以是从心衰的危险因素（A期）进展成结构性心脏病（B期），出现心衰症状（C期），直至难治性终末期心衰（D期）。但并不是所有心衰都遵循这个过程。

什么情况下会诱发心衰

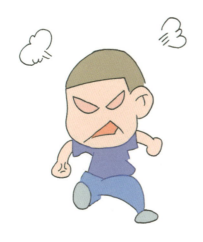

- 感染

- 心律失常

- 体力活动和情绪

- 药物作用

- 输液、输血过快

- 其他疾病，如肺栓塞、贫血等

心衰病理过程

原发性心肌损害和心脏负荷过重

心肌整体收缩力下降

心室顺应性下降

心肌细胞、胞外基质、胶原纤维网等均有相应变化

心肌细胞的能量供应相对或绝对不足及能量的利用障碍

心肌细胞坏死、纤维化

心室扩大或心肌肥厚

心衰小讲堂

- **高龄人群为何易发心力衰竭**

随着年龄的增长,中老年人心肌细胞出现一种称为"脂褐质"的物质,使心肌萎缩、弹性减弱,从而使心肌收缩力降低,心脏泵出的血液量也随之减少。有研究表明,从30岁起每年心排血量减少1%,60岁以上老年人心排血量只有30岁青年人的70%,同时心脏的储备功能下降,运动明显受限制。所以,中老年人易患心力衰竭。

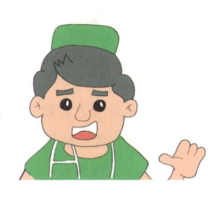

- **老年人的心衰特点**

老年人心力衰竭的症状多不典型且经常多种疾病并存、互相影响,掩盖或加重心脏病的症状及体征。评价老年人心力衰竭程度比较困难,需结合病史、体征、辅助检查资料等综合判断。老年人心力衰竭时易合并其他器官功能障碍。

- **心力衰竭危险吗**

如果不经过正确治疗,心力衰竭是很危险的。轻度心力衰竭的患者还可以维持正常生活,但是严重心力衰竭的患者往往活动明显受限,严重影响生活质量,甚至导致死亡。因此,心脏越衰

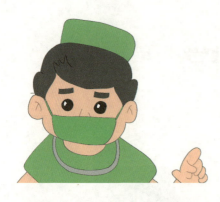

弱,问题就越大。

● **肥胖也会引发心力衰竭吗**

美国的一项研究发现,中等程度的肥胖会增加患心力衰竭的危险,原因有三个方面:一是肥胖的人可发生心脏壁增厚;二是肥胖的人容易发生代谢异常;三是肥胖本身对心肌细胞有害。

● **心力衰竭患者能否外出旅行**

轻度心力衰竭的患者仍然可以旅行,但应当避免去高海拔或非常热或潮湿的地方。一般来说,选择短时间的飞机飞行比其他交通工具的长时间旅行更好。

但严重心力衰竭的患者长时间飞行也会带来一些问题(如脱水、下肢水肿、深静脉血栓等),因此患者必须小心,最好随身携带必要的药物。另外,也应当注意旅行中因饮食改变而引起的胃肠道不适。

● **过度饮酒和心力衰竭有关吗**

酒精对心脏有直接的毒性作用。酒精损害心肌细胞,在细胞膜水平对心肌细胞产生毒性作用,引起心律失常。同时,酒精可使心肌细胞呼吸活动减弱,导致心肌收缩力下降,出现心功能不全等临床症状。

第三章

高危因素篇

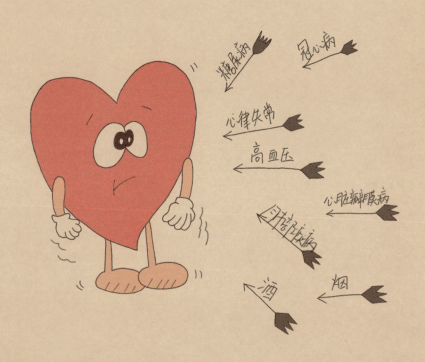

什么是心力衰竭的高危因素

心力衰竭的高危因素就是冠心病、高血压、心脏瓣膜病、心律失常、糖尿病等。

高危因素会大大增加心力衰竭的风险。

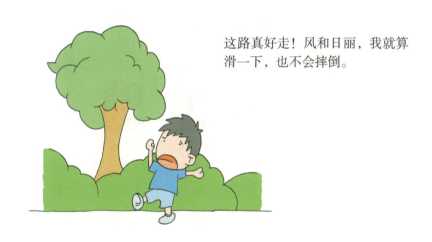

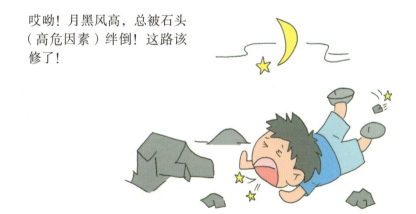

一图看懂心衰高危因素

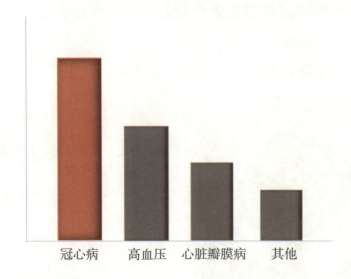

心力衰竭的危险因素原来这么多啊!

高血压是如何导致心力衰竭的

高血压是心衰的主要危险因素，大约 2/3 的心衰患者有高血压病史。

- **我国高血压防治存在的特点（三高）**

患病率高、致残率高、病死率高

- **我国高血压防治存在的特点（三低）**

知晓率低、治疗率低、控制率低

- **我国高血压防治存在的特点（三不）**

不规律服药、不难受不服药、不爱用药

根据血压水平、心血管危险因素、靶器官损害、伴临床疾患，分为低危、中危、高危和很高危四个层次。

- **高血压是如何导致心衰的**

（1）血压高时，由于动脉血管压力过高，阻碍心脏泵出血液，心脏长期高负荷工作就出现了心肌肥厚和僵硬度增加，最终导致进入心脏的肺静脉血受阻，形成肺瘀血而发生心衰。

（2）心肌肥厚时，需氧量增加，血液供应相对不足，心脏处于"饥饿"状态，也容易导致心衰。

由此可见，高血压与心力衰竭（特别是左心衰）关系密切，是损害心脏舒张功能和收缩功能的主要疾病之一。

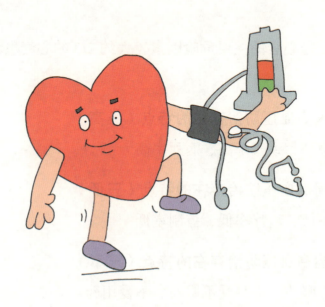

冠心病与心力衰竭

冠心病指冠状动脉粥样硬化使血管腔狭窄或阻塞和（或）因冠状动脉功能性改变（痉挛）导致心肌缺血缺氧或坏死而引起的心脏病，统称冠状动脉性心脏病。

现在，世界范围内导致心力衰竭的最常见的病因不再是高血压和心瓣膜病，而是冠心病，中国亦无例外。冠心病在心力衰竭病因中占左室收缩功能不良患者病因的 2/3。

冠心病导致心肌缺血、缺血时间长则大量心肌细胞破坏，心肌收缩力减弱或丧失了收缩功能，因而心脏不能正常收缩，泵出血量降低，血液滞留在心脏内；此外，缺血的心脏变得僵硬。两个因素一起导致心腔内压力增高，相应的肺脏、体循环内血液因进入心脏阻力增加也形成瘀滞，诱发心力衰竭。

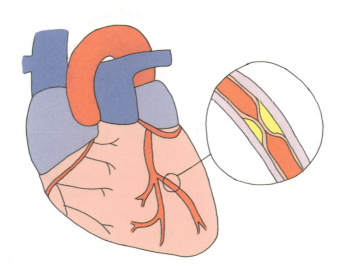

心律失常与心力衰竭

快速室上性心律失常（心房颤动、心房扑动、阵发性室上性心动过速）使心室充盈减少和心排血量减低而导致心力衰竭。室上性心律失常中以房颤最为多见，且与预后密切相关。

- **慢性心衰合并房颤**

房颤是心衰患者中最常见的心律失常，10%~30% 的慢性心衰患者可并发房颤，房颤使心功能进一步恶化，并与心衰互为因果，脑栓塞年发生率达 16%。

- **急性心衰合并房颤**

房颤合并快速心室率时会导致心输出量降低，尤其对于左心室肥厚或左心室顺应性降低的患者，心输出量下降更为明显，从而引起低血压和肺瘀血，诱发急性心力衰竭。

高龄与心力衰竭

随着年龄的增长，心衰患病率直线上升，75 岁以上人群的患病率为 75 岁以下的 2 倍多。高龄老人心力衰竭的基础病因中以冠心病、高血压、老年退行性心脏瓣膜病居多。

心脏的改变也和其他器官一样，逐渐发生老化。心肌细胞随年龄增加出现心肌细胞肥大、肌原纤维增生、蛋白合成能力降低，致使心肌形态及功能发生多样性变化。心脏结构的变化主要表现为心脏增重，顺应性降低，冠状动脉硬化，二尖瓣、主动脉瓣增厚，心肌缺血，心室舒张末期充盈不足，心肌收缩无力等。

以上心力衰竭类中，舒张功能不全比例明显增高是一致的，在此基础上加之老年人多伴有多种疾病，使心脏的正常生理代偿机制不能发挥应有作用，构成了老年人易患心力衰竭的基础。

高龄老人心力衰竭常常缺乏典型临床表现。

按心功能分级情况，高龄老人心衰程度以中度居多，随年龄增加有加重趋势。这与心脏储备功能下降、合并多种基础心脏病、基础疾病的病程较长及合并多种靶器官损害有关。

高龄老人心力衰竭以舒张性心衰最为常见。

高龄老人心力衰竭病因以冠心病、高血压为主要病因，老年退行性瓣膜病也比较常见。常常为多病因。

高龄老人心力衰竭最常见的并发症为心房颤动及贫血。

高龄老人心力衰竭 NT-proBNP 常明显升高。

糖尿病与心力衰竭

心衰患者中约 1/3 有糖尿病病史，糖尿病可使心衰治疗效果和预后较差。

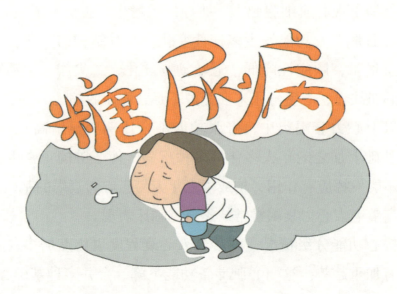

怀孕与心力衰竭

孕妇的血容量从妊娠第6周开始增加，第32~34周达高峰，较孕前增加30%~45%。这种循环血容量的变化对于一个健康的孕妇来说是能够承受的，但对于患有心脏病的孕妇，就有可能加重病情。

分娩期和产后3天是心脏负担最重的时刻，容易引发心力衰竭。

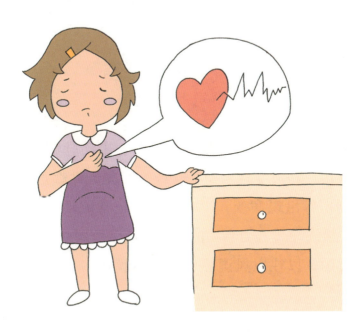

什么是心脏瓣膜病

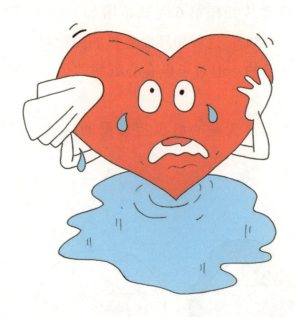

心脏瓣膜病是指二尖瓣、三尖瓣、主动脉瓣和肺动脉瓣的瓣膜因风湿热、黏液变性、退行性改变、先天性畸形、缺血性坏死、感染或创伤等出现病变,影响血流的正常流动,从而造成心脏功能异常,最终导致心力衰竭的单瓣膜或多瓣膜病变。

在我国,以往以风湿热引起的瓣膜病多见,现以老年退行性病多见。

心脏瓣膜病为什么会导致心衰

如果把心脏比作房子,瓣膜就是门。门坏了,洪水涌入,一两天也许不足以摧毁房子,但长久下去,房子抵挡不住侵蚀。同理,长期的高负荷加重心脏负担,当心脏代偿能力降低时,就会出现心力衰竭症状。

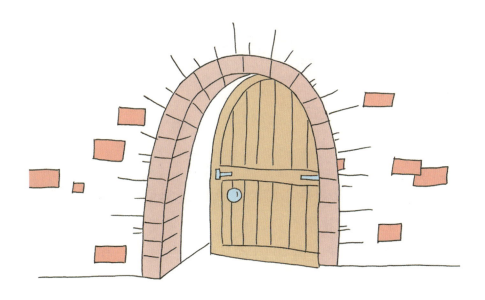

二尖瓣狭窄

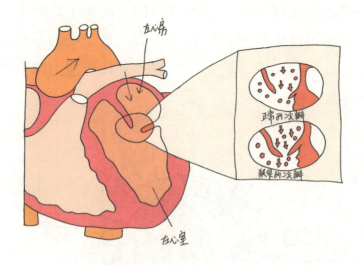

二尖瓣狭窄是风湿性心脏瓣膜病中最常见的类型，其中40%患者为单纯性二尖瓣狭窄。

常见的临床症状有呼吸困难，咯血，咳嗽、声嘶，体循环栓塞。

二尖瓣关闭不全

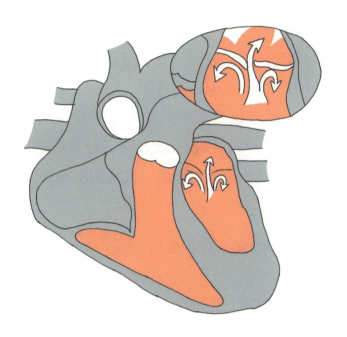

正常的二尖瓣关闭功能取决于瓣叶、瓣环、腱索、乳头肌、左心室这五个部分的完整结构和正常功能。五个部分中的任一部分发生结构和功能的异常,均可引起二尖瓣关闭不全。轻度反流,患者仅有轻微劳力性呼吸困难。重度反流(如乳头肌断裂),患者很快出现急性左心衰竭甚至心源性休克。

三尖瓣狭窄和关闭不全

- **三尖瓣狭窄**

病因几乎均是风湿性心脏病,且多伴有左心瓣膜病。

内科治疗可用利尿剂,但作用有限。

经导管球囊成形术报道不多,常引起严重三尖瓣关闭不全。应同时检查瓣周与瓣下结构以及有无反流,以判断能否进行修补。对瓣膜活动严重障碍者,应置换瓣膜,宜选用生物瓣。

- **三尖瓣关闭不全**

大多为功能性,继发于右心室压力或容量负荷过重所引起的瓣环扩大。

内科治疗可用利尿剂。

无症状三尖瓣反流、肺动脉压力＜60 mmHg、二尖瓣正常时,无须外科治疗。三尖瓣修补术适用于重度三尖瓣反流伴二尖瓣病变需手术治疗的患者;三尖瓣置换术适用于重度三尖瓣反流伴三尖瓣结构异常、不能作瓣环成形术或修补的患者;三尖瓣置换术或瓣环成形术适用于有症状的重度原发性三尖瓣反流患者。

主动脉瓣狭窄

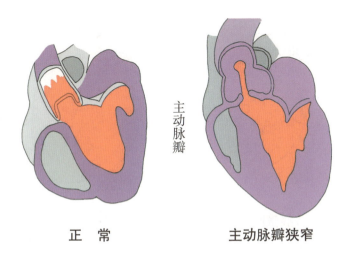

正 常　　　　主动脉瓣狭窄

主动脉瓣狭窄主要由老年性主动脉瓣钙化或风湿热的后遗症、先天性主动脉瓣结构异常所致。患者在代偿期可无症状;瓣口重度狭窄的患者大多有倦怠、呼吸困难(劳力性或阵发性)、心绞痛、眩晕或晕厥症状,甚至突然死亡。

主动脉瓣关闭不全

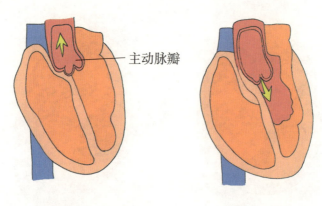

左心室舒张时，主动脉瓣关闭，防止血液反流

主动脉瓣关闭不全时，血液反流进入左心室

当左心室收缩时，主动脉瓣开放，血液经过主动脉瓣流入主动脉。

当左心室舒张时，主动脉瓣关闭，这时主动脉的压力高于左心室的压力。由于密闭的血管和血管的弹性产生舒张压，主动脉瓣关闭之后，心室进入舒张期，此时血液经过冠状动脉灌注心脏。主动脉瓣关闭不全时，左心室收缩期向主动脉排血，舒张期血液倒流入左心室。

第四章

症状篇

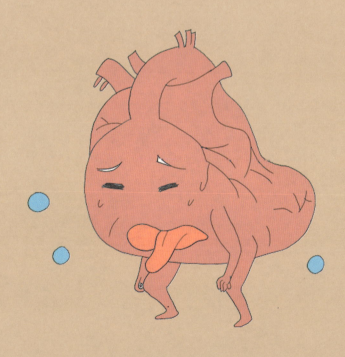

左心衰临床表现

- **呼吸困难**

（1）劳力性呼吸困难是左心衰最早出现的症状；

（2）端坐呼吸，不能平卧；

（3）夜间阵发性呼吸困难，熟睡后突然憋醒，可伴呼吸急促、阵咳、咯泡沫样痰，又称"心源性哮喘"。

- **咳嗽、咳痰和咯血**

痰常呈白色泡沫状，重者呈粉红色泡沫痰。

- **其他**

如乏力、疲倦、头昏、心慌、少尿等症状。

右心衰临床表现

- **胃肠道症状**

长期胃肠道瘀血,可引起食欲不振、腹胀、恶心、呕吐、便秘及上腹疼痛症状。

- **肾脏症状**

肾脏瘀血引起肾功能减退,白天尿少,夜尿增多。可有少量蛋白尿、少数透明或颗粒管型和红细胞。血尿素氮可升高。

- **肝区疼痛**

肝瘀血肿大,肝包膜被扩张,右上腹饱胀不适,肝区疼痛,重者可发生剧痛而误诊为急腹症等疾病。长期肝瘀血的慢性心衰可发生心源性肝硬化。

- **呼吸困难**

单纯右心衰竭时,通常不存在肺瘀血,气喘没有左心衰竭明显。在左心衰竭基础上或二尖瓣狭窄发生右心衰竭时,因肺瘀血减轻,呼吸困难较左心衰竭时减轻;出现从下肢向上延伸的水肿、胸腹水、颈静脉怒张、肝大瘀血等。

全心衰临床表现

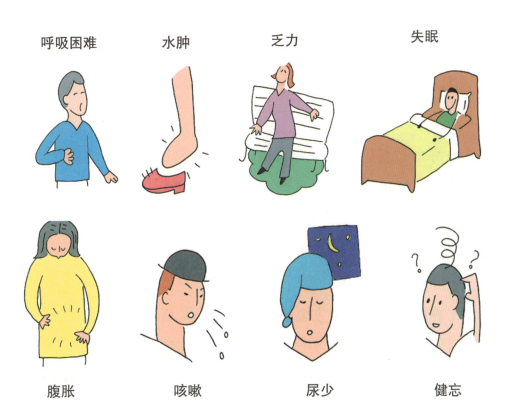

常见临床表现

- **呼吸困难**

是心衰最常见的临床表现。

- **乏力**

是每个心衰患者几乎都有的症状。虽然心衰患者体力受限的原因很多,但最常见的是肺瘀血后发生的呼吸困难以及心脏对运动后供血不足。乏力和虚弱是非特异性症状,多种心肺疾病以及神经衰弱也可引起乏力和虚弱。

- **水肿**

是慢性心衰的一个主要表现。水肿通常是对称性和凹陷性的,常在身体的下垂部位首先出现,因为此处的体静脉压最高。

心源性水肿在能走动的患者身上常首先出现午后双足或双踝部水肿,休息一夜后消失;卧床不走的患者最常见的是骶部水肿。

成人心衰很少发生颜面部水肿,但在婴儿和儿童心衰中可见。

心衰晚期,水肿会变成大量的全身性水肿,长期水肿引起下肢皮肤色素沉着、变红和变硬,通常见于足背部和胫骨前区皮肤。

- **泌尿系统症状**

心衰早期可以出现夜尿症,白天患者站立和活动时尿的形成受到抑制。少尿是晚期心衰征象,与心排血量严重减低后尿量生成减少有关。

● **脑部症状**

老年患者心衰晚期伴有脑动脉硬化,可以出现意识模糊、记忆力减退、焦虑、头痛、失眠和噩梦,偶尔还会出现定向力障碍、谵妄甚至幻觉等精神症状。

心衰的严重程度是怎样划分的(一)

目前划分的标准是以美国纽约心脏病学会(NYHA)根据患者自觉症状进行分级,经治疗后心功能分级是可以变化的。

心功能Ⅰ级:患者有心脏病,但日常活动量不受限制,一般体力活动不引起过度疲劳、心悸、气喘或心绞痛。

心功能Ⅱ级:心脏病患者的体力活动轻度受限制。休息时无自觉症状,一般体力活动引起过度疲劳、心悸、气喘或心绞痛。

心功能Ⅲ级:患者有心脏病,以致体力活动明显受限制。休息时无症状,但小于一般体力活动即可引起过度疲劳、心悸、气喘或心绞痛。

心功能Ⅳ级:心脏病患者不能从事任何体力活动,休息状态下也可出现心衰症状,体力活动后加重。

第四章 症状篇

- **NYHA 分级的优缺点**

简便易行；

仅凭患者的主观陈述，有时症状与客观检查有很大差距；

只能反映当时的心功能状况，不能反映预后。

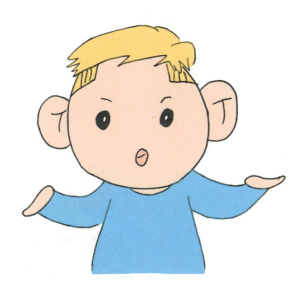

心衰的严重程度是怎样划分的（二）

6分钟步行试验：要求患者在平直的走廊里尽可能快地行走，测定6分钟的步行距离。

结果： <150 m　　　重度心衰
　　　 150~425 m　　中度心衰
　　　 426~550 m　　轻度心衰

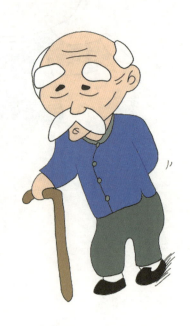

心衰的严重程度是怎样划分的（三）

急性心梗导致急性左心衰竭的严重程度分级如下：

分级	症状与体征
Ⅰ	无心衰，无肺部啰音，无第三心音
Ⅱ	有心衰，两肺中下部有湿啰音（占肺野下 1/2），可闻及第三心音
Ⅲ	严重心衰，有肺水肿，细湿啰音遍布两肺（超过肺野下 1/2）
Ⅳ	心源性休克

急性左心衰的症状

急性左心衰指心衰的症状和体征急性发作或急性加重的一种临床综合征。临床上以急性左心衰竭较为常见，多表现为急性肺水肿或心源性休克，是严重的急危重症，病情发展极为迅速、十分危重。

- 病情发展极为迅速、十分危重，突发严重呼吸困难，端坐呼吸。
- 两肺满布湿啰音和哮鸣音，咳嗽，咳大量粉红色泡沫样痰。
- 面色灰白或发绀，大汗，皮肤湿冷。
- 窒息感、极度烦躁不安、恐惧，血压下降甚至休克。

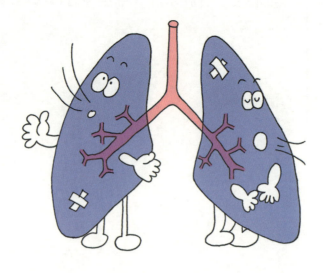

出现严重心衰表现应该怎么办

出现严重心力衰竭症状时,应注意休息,尽量减少活动、减轻精神负担,进食低盐易消化的食物,并采取有效、果断的措施。

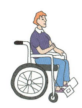

- 让患者采取端坐位,后置靠背和支架,利于患者充分休息。

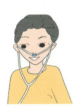

- 吸氧。

- 双下肢下垂,并用橡胶轮流绑扎四肢,尽量减少静脉回心血量。

- 对于烦躁不安者,可给予镇静、镇痛剂,如安定等。患者及家属立刻拨打120向医疗部门求助,尽快到医院就诊。

关于心衰症状那些事

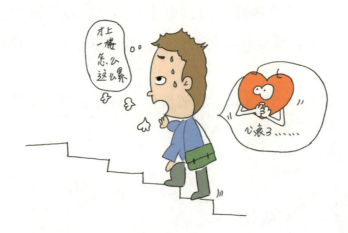

- **心功能不全和心力衰竭有区别吗**

心功能不全与心力衰竭本质上是相同的，只是在程度上有所区别。

心力衰竭一般是指心功能不全的晚期，患者有明显的心衰临床症状。而心功能不全则指病情从轻到重的全过程，包括没有心力衰竭症状的心功能不全代偿阶段。

但是，在实际应用中，这两个概念往往又是通用的。

- **什么是无症状性心力衰竭**

无症状性心力衰竭是指临床上没有任何症状，但心脏彩色超声心动图检查发现心脏射血功能减低。它是心力衰竭前的一个阶段，可以历时数月到数年，最终发展成为有症状的心力衰竭。

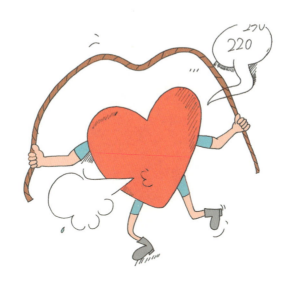

- **急性左心衰的表现有哪些**

根据心脏排血功能减退的程度、速度和持续时间的不同以及代偿功能的差别，急性心力衰竭有 4 种不同表现，即昏厥、休克、急性肺水肿、心脏骤停。

- **心衰引起的喘息和支气管哮喘如何鉴别**

主要有以下几方面不同：病史、发病年龄、发病季节、肺部体征、心脏体格检查、胸部 X 线检查、有效药物治疗。

- **心衰能早期发现吗**

如果你有心脏病并且近期没有发现特殊原因，但体重增加明显，经常感觉疲劳、无力；脚踝部肿胀，穿不进平时的鞋；腹部肿胀，穿衣服发紧或者偶尔有点糊涂，则提示你可能出现心力衰竭了。

第五章

检查篇

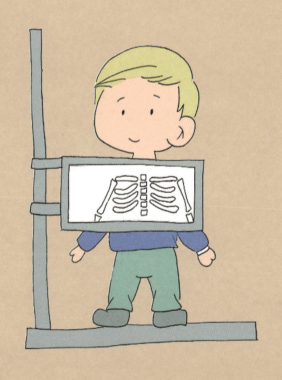

心衰筛查需要做哪些检查

- **常规检查**

  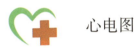 心电图

  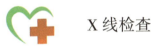 X线检查

   超声心动图

   实验室检查

   生物学标志物

- **特殊检查**

   心脏核磁共振

   核素心室造影及核素心肌灌注和（或）代谢显像

   经食管超声心动图

   负荷超声心动图

   冠状动脉造影

  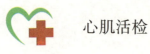 心肌活检

心电图是什么检查

这项检查记录了发生在心脏的电信号。自粘电极将选择性地黏附在胳膊、腿和胸部的皮肤位置。监测完全无痛,执行一次检查不到1分钟的时间。

心电图可提供既往心肌梗死、左心室肥厚、广泛心肌损害及心律失常等信息。可判断是否存在心脏运动不同步,包括房室、室间和(或)室内运动不同步。有心律失常或怀疑存在无症状性心肌缺血时,应作24小时动态心电图(又称holter)。

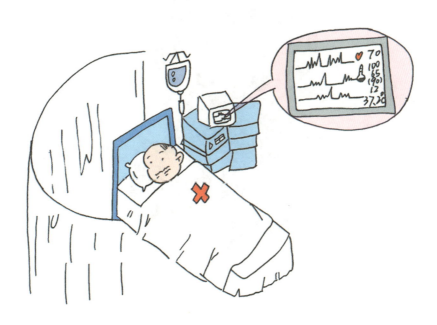

X 线是什么检查

这是一项照相检查,身体的一部分暴露在小剂量的 X 线下并产生内部器官的图像。这也是无痛的检查。

X 线检查是心衰初步诊断手段之一,胸部 X 线检查可以发现心脏增大和肺瘀血的程度,还可以发现肺部疾病。心衰 X 线主要表现为心影增大、肺静脉瘀血、肺门瘀血、克氏 B 线、胸腔积液等。

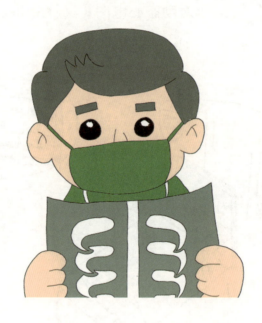

超声心动图是什么检查

这是一个超声波扫描。患者躺在监测设备上,由专业技术员在患者的胸部用回声移动传感器获取信号,以获取心脏图像。该检查是一种无痛的不需要任何准备工作的监测。

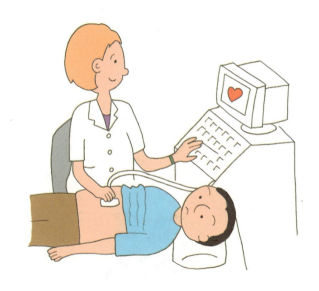

超声心动图检查可用于诊断心包、心肌或心瓣膜疾病;定量分析心脏结构及功能各指标;区别舒张功能不全和收缩功能不全;估测肺动脉压;为评价治疗效果提供客观指标。

左心室射血分数(LVEF)可反映左心室功能,初始评估心衰或有可疑心衰症状患者均应测量;如临床情况发生变化或评估治疗效果、考虑器械治疗时,应重复测量。

实验室检查

全血细胞计数、尿液分析、血生化（包括钠、钾、钙、血尿素氮、肌酐、肝酶和胆红素、血清铁/总铁结合力）、空腹血糖和糖化血红蛋白、血脂及甲状腺功能等，应列为常规。

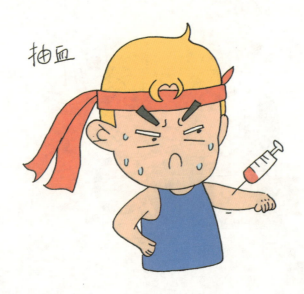

对某些特定心衰患者，应进行血色病或 HIV 筛查，在相关人群中进行风湿性疾病、淀粉样变性、嗜铬细胞瘤的诊断性检查。

生物学标志物

- **生物学标志物**

  两种利钠肽标志物——血浆利钠肽[B型利钠肽（BNP）或N末端B型利钠肽原（NT-proBNP）]的测定可用于因呼吸困难而疑为心衰患者的诊断和鉴别诊断。当BNP＜35 ng/L、NT-proBNP＜125 ng/L时，不支持慢性心衰诊断，其诊断敏感性和特异性低于急性心衰时。

  利钠肽可用来评估慢性心衰的严重程度和预后，也可用于人群心衰的筛检。

- **心肌损伤标志物**

  心脏肌钙蛋白（cTn）可用于诊断原发病如急性心肌梗死，也可以对心衰患者作进一步的危险分层。

- **其他生物学标志物**

  可溶性ST2及半乳糖凝集素-3等指标可反映心肌纤维化，在慢性心衰的危险分层中可能提供额外信息。

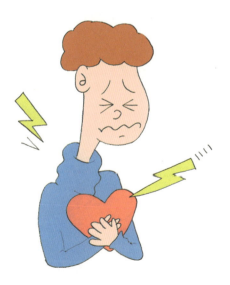

心脏磁共振检查

心脏磁共振检测心腔容量、心肌质量和室壁运动,其准确性和可重复性较好。

经超声心动图检查不能作出诊断时,心脏磁共振是最好的替代影像检查。疑诊心肌病、心脏肿瘤(或肿瘤累及心脏)或心包疾病时,心脏磁共振有助于明确诊断,对复杂性先天性心脏病患者则是首选检查。

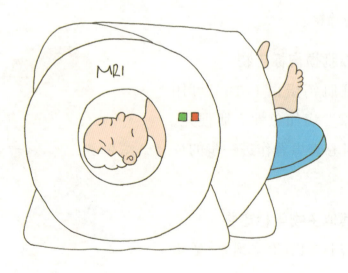

冠状动脉造影是什么检查

冠状动脉造影是通过特殊的导管将不透 X 线的造影剂注入冠状动脉内，同步摄影记录造影剂在冠状动脉内的流动，可精确显示冠状动脉狭窄的部位和程度。

适用于有心绞痛、心肌梗死或心脏停搏史的患者，也可用于鉴别缺血性或非缺血性心肌病。

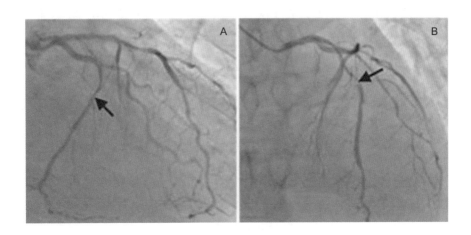

其他特殊检查

- **核素心室造影及核素心肌灌注和（或）代谢显像**

前者可准确测定左心室容量、左心室射血分数及室壁运动；后者可诊断心肌缺血和心肌存活情况，并对鉴别扩张型心肌病或缺血性心肌病有一定帮助。

- **负荷超声心动图**

运动或药物负荷试验可检出是否存在可诱发的心肌缺血及其程度，并确定心肌是否存活。对于疑为HF-PEF、静息舒张功能参数无法作结论的患者，也可采用舒张性心功能负荷试验，有一定辅助诊断价值。

- **经食管超声心动图**

适用于经胸超声窗不够而心脏核磁共振不可用或有禁忌证时，还可用于检查左心耳血栓，但有症状心衰患者宜慎用该检查。

- **心肌活检**

对不明原因的心肌病诊断价值有限，但有助于区分心肌炎症性或浸润性病变。

第六章

药物治疗篇

利尿剂

强心药

血管扩张剂

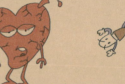

β受体阻滞剂

心衰的治疗要点

建立心衰从"防"到"治"的全面理念。

- **病因治疗**

- **基本病因的治疗**
  消除诱因
  药物治疗

- **运动锻炼**

- **心脏再同步化治疗**

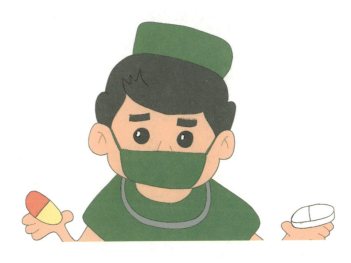

心衰的治疗目的

通过治疗原发病、消除诱因,避免心肌损害的发生、发展,减少甚至逆转心肌重构,避免出现心力衰竭临床表现。

缓解症状,提高生活质量,增加运动耐量,降低住院率。

改善预后,降低死亡率。目前,心力衰竭的治疗策略已由短期血流动力学干预转变为长期的、修复性的治疗策略,阻断神经内分泌系统的过度激活及心肌重构成为心力衰竭治疗的关键。

心衰的治疗原则

去除或限制基本病因,如高血压心脏病应该控制血压。消除诱因,如控制感染特别是呼吸道感染。避免体力过劳和精神应激等。

减轻心脏负荷。限制活动;限制钠盐摄入;合理应用利尿剂,抑制钠盐吸收而消除水肿,减轻肺瘀血,降低负荷改善左室功能;应用血管扩张剂。

强心药的应用。

β受体阻滞剂在慢性充血性心力衰竭中的应用。

利尿剂

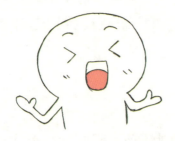

我叫利尿剂,作用和我的名字一样——遏制钠和水的重吸收,帮助心脏减轻负荷

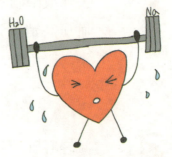

当体内水钠潴留时,心脏的负荷将会加重,带来更多的威胁

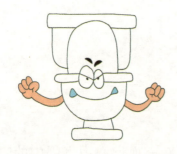

这时候我就会发挥作用,通过增加患者的小便次数和总量使体重减轻、浮肿消退、呼吸更加通畅

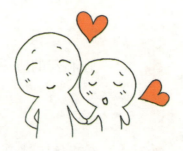

告诉大家一个秘密,我和血管紧张素转化酶抑制剂是好兄弟,经常并肩作战

利尿剂是唯一能充分控制和有效消除液体潴留的药物，是心衰标准治疗中必不可少的组成部分。但单用利尿剂治疗并不能维持长期的临床稳定。

合理使用利尿剂是其他治疗心衰药物取得成功的关键因素之一。一方面，利尿剂用量不足造成液体潴留，会降低对血管紧张素转换酶抑制剂的反应，增加使用 β 受体阻滞剂的风险；另一方面，不恰当地大剂量使用利尿剂会导致血容量不足，增加发生低血压、肾功能不全和电解质紊乱的风险。可见，恰当使用利尿剂是各种有效治疗心衰措施的基础。

- **适应证**

有液体潴留证据的所有心衰患者均应给予利尿剂。

- **应用方法**

从小剂量开始，逐渐增加剂量直至尿量增加、体质量每天减轻 0.5~1.0 kg 为宜。一旦症状缓解、病情控制，即以最小有效剂量长期维持，并根据液体潴留的情况随时调整剂量。每天体质量的变化是最可靠的监测利尿剂效果和调整利尿剂剂量的指标。

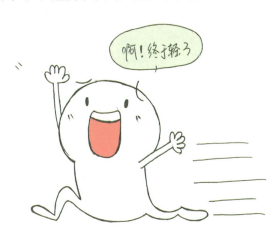

常用利尿剂及其剂量

药物	每天起始剂量	每天最大剂量	每天常用剂量
襻利尿剂			
呋塞米	20~40 mg, 1次/天	120~160 mg	20~80 mg
布美他尼	0.5~1.0 mg, 1次/天	6~8 mg	1~4 mg
托拉塞米	10 mg, 1次/天	100 mg	10~40 mg
噻嗪类利尿剂			
氢氯噻嗪	12.5~25 mg, 1~2次/天	100 mg	25~50 mg
美托拉宗	2.5 mg, 1次/天	20 mg	2.5~10.0 mg
吲达帕胺	2.5 mg, 1次/天	5 mg	2.5~5.0 mg
保钾利尿剂			
阿米洛利	2.5 mg/5.0 mg, 1次/天	20 mg	5~10 mg/10~20 mg
氨苯蝶啶	25 mg/50 mg, 1次/天	200 mg	100 mg/200 mg
血管升压素 V_2 受体拮抗剂			
托伐普坦	7.5~15 mg, 1次/天	60 mg	7~30.0 mg

- **制剂的类型**

（1）襻利尿剂（如呋塞米或托拉塞米）特别适用于有明显液体潴留或伴有肾功能受损的患者。呋塞米的剂量与效应呈线性关系，剂量不受限制，但临床上也不推荐很大剂量。

（2）噻嗪类利尿剂仅适用于有轻度液体潴留、伴有高血压而肾功能正常的心衰患者。氢氯噻嗪 100 mg/d 已达最大效应（剂量-效应曲线已达平台期），再增量也无效。

（3）新型利尿剂托伐普坦是血管升压素 V_2 受体拮抗剂，具有仅排水不利钠的作用，对伴顽固性水肿或低钠血症者疗效更显著。

- **不良反应**

电解质丢失较常见，如低钾血症、低镁血症、低钠血症。低钠血症时，应注意区别缺钠性低钠血症和稀释性低钠血症，后者按利尿剂抵抗处理。

利尿剂的使用可激活内源性神经内分泌系统，特别是 RAAS 系统和交感神经系统，故应与血管紧张素转换酶抑制剂或血管紧张素受体拮抗剂（ARB）以及 β 受体阻滞剂联用。

出现低血压和肾功能恶化时，应区分是利尿剂不良反应还是心衰恶化或低血容量的表现。

血管紧张素转换酶抑制剂

我的名字叫血管紧张素转换酶抑制剂

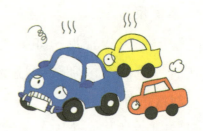

听说道路窄，交通负荷重

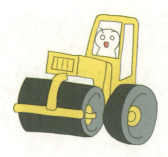

交给我吧，我是辛勤的道路工

降低血压，治疗心衰，我是全能王！

血管紧张素转换酶抑制剂（ACEI）是被证实能降低心衰患者病死率的第一类药物，也是循证医学证据积累最多的药物，是公认的治疗心衰的基石和首选药物。

- **适应证**

所有左心室射血分数下降的心衰患者必须且终身使用，除非有禁忌证或不能耐受。心衰高发危险人群应考虑用ACEI预防心衰。

- **禁忌证**

曾发生致命性不良反应如喉头水肿、严重肾功能衰竭的患者和妊娠妇女。

以下情况慎用：双侧肾动脉狭窄，血肌酐＞3 mg/dl，血钾＞5.5 mmol/L，伴症状性低血压（收缩压＜90 mmHg），左心室流出道梗阻（如主动脉瓣狭窄、肥厚型梗阻性心肌病）等。

- **应用方法**

从小剂量开始逐渐递增，直至达到目标剂量，一般每隔1~2周剂量倍增1次。

滴定剂量及过程需个体化。调整到合适剂量应终生维持使用，避免突然撤药。

应监测血压、血钾和肾功能，如果肌酐增高＞30%，应减量；如仍继续升高，应停用。

应用血管紧张素转换酶抑制剂时，应密切观察血压、脉搏的变化。血流动力学监测对指导心衰治疗、血管紧张素转换酶抑制剂的选用有重要价值，可酌情放置漂浮导管进行血流动力学监测，根据患者前后负荷情况确定治疗方案。同时，还应注意药物的副作用。

常用的 ACEI 和剂量

药物	起始剂量	目标剂量
卡托普利	6.25 mg，3 次 / 天	50 mg，3 次 / 天
依那普利	2.5 mg，2 次 / 天	10 mg，2 次 / 天
福辛普利	5 mg，1 次 / 天	20~30 mg，1 次 / 天
赖诺普利	5 mg，1 次 / 天	20~30 mg，1 次 / 天
培哚普利	2 mg，1 次 / 天	4~8 mg，1 次 / 天
雷米普利	2.5 mg，1 次 / 天	10 mg，1 次 / 天
贝那普利	2.5 mg，1 次 / 天	10~20 mg，1 次 / 天

● **常见的不良反应**

（1）与血管紧张素Ⅱ（AngⅡ）抑制有关的，如低血压、肾功能恶化、高血钾；

（2）与缓激肽积聚有关的，如咳嗽和血管性水肿。

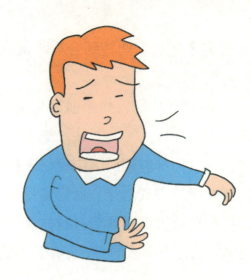

β受体阻滞剂

我是β受体阻滞剂，治疗心衰当然也有我的份儿

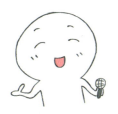

我可以减慢心率，降低心肌耗氧量，抑制心肌重构，抗心律失常

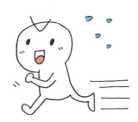

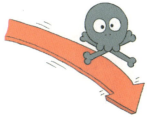

我可是能降低死亡率的哦

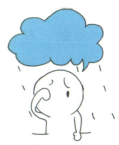

当然，心率慢、房室传导阻滞、低血压，我是要回避的

研究表明，长期应用β受体阻滞剂（>3个月）可改善心功能，提高左心室射血分数；治疗4~12个月，还能降低心室肌重量和容量，改善心室形状，提示心肌重构延缓或逆转。这是由于β受体阻滞剂发挥了改善内源性心肌功能的"生物学效应"。

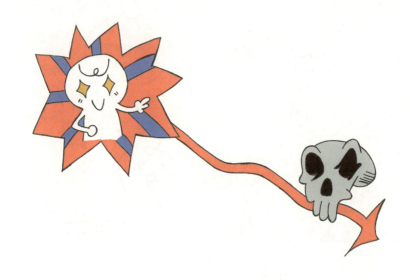

- **适应证**

结构性心脏病伴左心室射血分数下降的无症状心衰患者，无论有无心肌梗死，均可应用。

有症状或曾经有症状的心功能Ⅱ~Ⅲ级、左心室射血分数下降、病情稳定的慢性心衰患者必须终生应用，除非有禁忌证或不能耐受。

心功能Ⅳa级心衰患者在严密监护和专科医师指导下也可应用。伴二度及以上房室传导阻滞、活动性哮喘和反应性呼吸道疾病患者禁用。

- **应用方法**

推荐用琥珀酸美托洛尔、比索洛尔或卡维地洛，均能改善患者预后。

左心室射血分数下降的心衰患者一经诊断，症状较轻或得到改善后应尽快使用β受体阻滞剂，除非症状反复或进展。

绝大多数临床研究均采用美托洛尔缓释片（琥珀酸美托洛尔），比酒石酸美托洛尔证据更充分，但部分患者治疗开始时可用酒石酸美托洛尔过渡。

β受体阻滞剂治疗心衰要达到目标剂量或最大可耐受剂量。目标剂量是在既往临床试验中采用并证实有效的剂量。起始剂量宜小，一般为目标剂量的1/8，每隔2~4周剂量递增1次，滴定的剂量及过程需个体化。

常用的β受体阻滞剂及其剂量

药物	初始剂量	目标剂量
琥珀酸美托洛尔	11.875~23.750 mg，1次/天	142.5~190.0 mg，1次/天
比索洛尔	1.25 mg，1次/天	10 mg，1次/天
卡维地洛	3.125~6.250 mg，2次/天	25~50 mg，2次/天
酒石酸美托洛尔	6.25 mg，2~3次/天	50 mg，2~3次/天

这样的用药方法是由β受体阻滞剂治疗心衰发挥独特的生物学效应所决定的。这种生物学效应往往需持续用药2~3个月才逐

渐产生，而初始用药主要产生的药理作用是抑制心肌收缩力，可能诱发和加重心衰，为避免这种不良影响，起始剂量须小，递加剂量须慢。

静息心率是评估心脏β受体有效阻滞的指标之一，通常心率降至55~60次/分的剂量为β受体阻滞剂应用的目标剂量或最大可耐受剂量。

● 不良反应

应用早期如出现某些不严重的不良反应，一般不需停药，可延迟加量直至不良反应消失。起始治疗时如引起液体潴留，应加大利尿剂用量，直至恢复治疗前体质量再继续加量。

（1）低血压。一般出现于首剂或加量的24~48小时内，通常无症状，可自动消失。首先考虑停用可影响血压的药物如血管扩张剂，减少利尿剂剂量，也可考虑暂时将血管紧张素转换酶抑制剂减量。如低血压伴有低灌注的症状，则应减量或停用β受体阻滞剂，并重新评定患者的临床情况。

（2）液体潴留和心衰恶化。用药期间如心衰有轻或中度加重，应加大利尿剂用量。如病情恶化，且与β受体阻滞剂应用或加量相关，宜暂时减量或退回至前一个剂量。如病情恶化与β受体阻滞剂应用无关，则无须停用，应积极控制使心衰加重的诱因，并加强各种治疗措施。

（3）心动过缓和房室传导阻滞。如心率低于55次/分，或伴有眩晕等症状，或出现二度或三度房室传导阻滞，应减量甚至停药。

强心剂

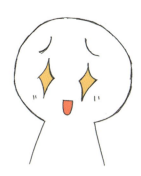

咳咳,没错!洒家就是强心药

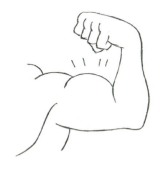

洒家的任务就是帮助心脏增加心肌收缩能力

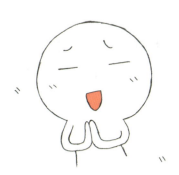

至于其他情况嘛,洒家一概不管

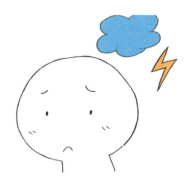

所以,有时用力过猛,也可能造成一些意外发生

- **适应证**

适用于慢性 HF-REF 已应用利尿剂、血管紧张素转化酶抑制剂（或血管紧张素Ⅱ受体阻滞剂）、β受体阻滞剂和醛固酮受体拮抗剂，左心室射血分数≤45%，仍持续有症状的患者，伴有快速心室率的房颤患者尤为适合（Ⅱa类，B级）。已应用地高辛者不宜轻易停用。心功能 NYHA Ⅰ级患者不宜应用地高辛。

- **禁忌证**

（1）有洋地黄中毒的心衰患者。

（2）预激综合征伴有心房颤动或扑动者。

（3）梗阻型心肌病，洋地黄可加重左室流出道梗阻，故不宜使用，但在伴发心衰时仍可应用。

（4）房室传导阻滞，仅在伴有心衰时可小心使用；完全性房室传导阻滞伴心衰时，应在放置心室起搏器后再用洋地黄。

- **应用方法**

用维持量 0.125~0.25 mg/天，老年或肾功能受损者剂量减半。控制房颤的快速心室率，剂量可增加至 0.375~0.50 mg/天。应严格监测地高辛中毒等不良反应及药物浓度。

醛固酮受体拮抗剂

常见的醛固酮受体拮抗剂有螺内酯和依普利酮，它们可使 NYHA Ⅲ～Ⅳ级心衰患者和梗死后心衰患者显著获益。此类药物与 β 受体阻滞剂一样，可降低心衰患者心脏性猝死率。

- **应用方法**

从小剂量开始逐渐加量，尤其螺内酯不推荐用大剂量。

依普利酮初始剂量 12.5 mg、1 次/天，目标剂量 25~50 mg、1 次/天。

螺内酯初始剂量 10~20 mg、1 次/天，目标剂量 20 mg、1 次/天。

- **注意事项**

血钾＞5.0 mmol/L、肾功能受损者 [肌酐＞221 μmol/L（2.5 mg/dl），或 eGFR＜30 mL·min^{-1}·1.73 m^2] 不宜应用。

使用后，定期监测血钾和肾功能，如血钾＞5.5 mmol/L，应减量或停用。

避免使用非甾体类抗炎药物和环氧化酶-2抑制剂，尤其是老年人。

螺内酯可引起男性乳房增生症，为可逆性，停药后消失。依普利酮不良反应少见。

血管紧张素受体拮抗剂

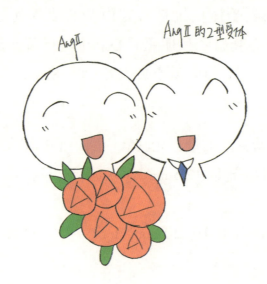

- 适应证

基本与 ACEI 相同,推荐用于不能耐受 ACEI 的患者。也可用于经利尿剂、ACEI 和 β 受体阻滞剂治疗后临床状况改善仍不满意,又不能耐受醛固酮受体拮抗剂的有症状心衰患者。

- 应用方法

小剂量起用,逐步将剂量增至目标推荐剂量或可耐受的最大剂量。

常用的 ARB 及其剂量

药物	起始剂量	目标剂量
坎地沙坦	4 mg，1次/天	32 mg，1次/天
缬沙坦	20~40 mg，1次/天	80~160 mg，1次/天
氯沙坦	25 mg，1次/天	100~150 mg，1次/天
厄贝沙坦	75 mg，1次/天	300 mg，1次/天
替米沙坦	40 mg，1次/天	80 mg，1次/天
奥美沙坦	10 mg，1次/天	20~40 mg，1次/天

● **注意事项**

与 ACEI 相似，如可能引起低血压、肾功能不全和高血钾等；开始应用及改变剂量的 1~2 周内，应监测血压（包括不同体位血压）、肾功能和血钾。

此类药物与 ACEI 相比，不良反应（如干咳）少，极少数患者会发生血管性水肿。

神经内分泌抑制剂的联合应用

- ACEI 与 β 受体阻滞剂联用

两药合用称之为"黄金搭档",可产生相加或协同的有益效应,使死亡危险性进一步下降。

- ACEI 与醛固酮受体拮抗剂联用

临床研究证实,两者联合可进一步降低慢性心衰患者的病死率,较为安全,但要严密监测血钾水平,通常与排钾利尿剂合用以避免发生高钾血症。

在上述 ACEI 与 β 受体阻滞剂基础上加用醛固酮受体拮抗剂,三药合用可称之为"金三角",应成为慢性 HF-REF 的基本治疗方案。

- ACEI 与 ARB 联用

现有临床试验的结论不一致,对两者能否合用治疗心衰仍有争论。

两者联合使用时,不良反应如低血压、高钾血症、血肌酐水平升高,甚至肾功能损害发生率增高(ONTARGET 试验),应慎用。

急性心肌梗死后并发心衰的患者亦不宜合用。

随着晚近的临床试验结果发布,醛固酮受体拮抗剂的应用获得积极推荐,在 ACEI 和 β 受体阻滞剂"黄金搭档"之后优先考虑加用，一般情况下 ARB 不再考虑加用，尤其禁忌将 ACEI、ARB 和醛固酮受体拮抗剂三者合用。

- **ARB 与 β 受体阻滞剂或醛固酮受体拮抗剂联用**

不能耐受 ACEI 的患者，ARB 可代替应用。此时，ARB 和 β 受体阻滞剂的合用以及在此基础上再加用醛固酮受体拮抗剂类似于"黄金搭档"和"金三角"。

药物知识小讲堂

- **为什么心衰需要服用利尿剂**

利尿剂通过作用于肾脏，遏制钠和水的重吸收，减轻水肿症状，改善心功能，达到增加尿量、减轻心脏负荷、缓解心衰患者器官功能的目的。

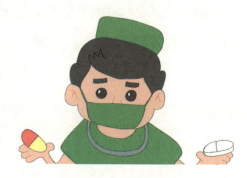

- **服用利尿剂会有副作用吗**

利尿剂使用不当可能产生一定的不良作用，如血压过低，出现头昏等不适；血钾排出过多，导致低血钾症；血尿酸增高，痛风发生。

- **所有的心衰患者都可以用洋地黄（强心药）类药物吗**

并非所有的心衰患者都可以用洋地黄类药物。急性心梗早期、肺心病、严重的二尖瓣狭窄伴心力衰竭者要慎用。洋地黄中毒和洋地黄过敏的患者绝对禁用洋地黄。

- **心衰患者服药应注意什么**

服药必须严格按照医嘱进行，感觉症状很好或症状减轻时也要坚持定期去医院复诊、坚持服药；感冒、腹泻时，服药需要向医生咨询。

原则上不要擅自服用非处方药物。在感觉不好时不能随意停药，必须及时去医院就诊，明确加重的原因，调整治疗。

● **瓣膜性心脏病引起的心衰是否有治愈药物**

没有，瓣膜性心脏病患者主要是瓣膜本身有机械损害，任何内科治疗或者药物均不能使其消除或者缓解，更不能用来代替已有肯定疗效的介入治疗或手术治疗。介入治疗或手术置换有病的瓣膜是瓣膜性心脏病心衰的首选治疗方式。

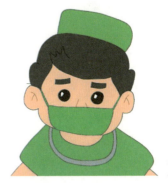

● **应用β受体阻滞剂应注意哪些问题**

β受体阻滞剂在用量上个体差异极大，应从小剂量开始，逐渐增加，直到疗效满意而又不出现副作用为宜。停药时应逐渐减量，不应突然停用，否则可使病情恶化。

另外，地高辛与β受体阻滞剂合用时效应会叠加，必须注意。

第七章

非药物治疗篇

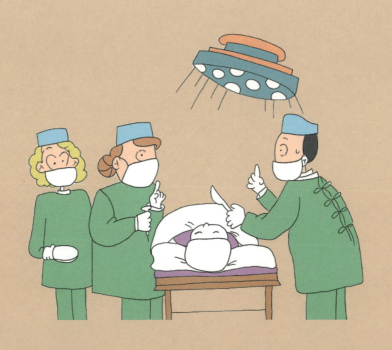

心衰的非药物治疗主要有哪些

- 心脏再同步化治疗
- 植入型心律转复除颤器
- 心脏辅助装置
- 心脏移植
- 介入治疗

心脏再同步化治疗

对心衰患者进行起搏治疗,主要是因为心衰患者常常合并传导异常,导致房室、室间或室内运动不同。心脏再同步化治疗（CRT）通过在传统右心房、右心室双心腔起搏基础上增加左心室起搏,遵照生理房室间期和室间间期顺序发放刺激,实现类似生理的心房、心室电激动传导,以改善心脏不协调运动,恢复心房心室、左右心室间和左心室室内运动的同步性,减轻二尖瓣反流,增加心输出量,改善心功能。其目的就是让左右两侧心室同步收缩,尽量达到最佳的工作状态。CRT以其卓越的疗效逐渐成为心衰的一种有效治疗手段。

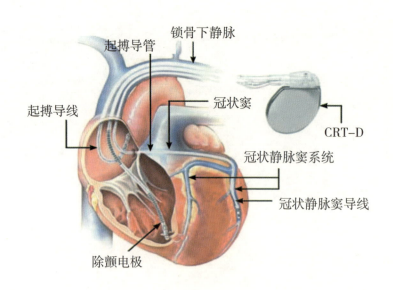

- **适应证**

适用于窦性心律,经标准和优化的药物治疗至少 3~6 个月仍持续有症状、LVEF 降低,根据临床状况评估预期生存超过 1 年且状态良好并符合以下条件的患者。

- **NYHA Ⅲ~Ⅳ级患者**

(1) LVEF ≤ 35% 且伴 LBBB 及 QRS ≥ 150 ms,推荐置入 CRT 或 CRT-D。

(2) LVEF ≤ 35% 并伴以下情况之一:伴 LBBB 且 120 ms ≤ QRS < 150 ms,可置入 CRT 或 CRT-D;非 LBBB 但 QRS ≥ 150 ms,可置入 CRT/CRT-D。

(3) 常规起搏治疗但无 CRT 适应证的患者,如 LVEF ≤ 35%,预计心室起搏比例 > 40%,无论 QRS 时限,预期生存超过 1 年且状态良好,可置入 CRT。

- **NYHA Ⅱ级患者**

(1) LVEF ≤ 30%,伴 LBBB 及 QRS ≥ 150 ms,推荐置入 CRT,最好是 CRT-D。

(2) LVEF ≤ 30%,伴 LBBB 且 130 ms ≤ QRS < 150 ms,可置入 CRT 或 CRT-D。

(3) LVEF ≤ 30%,非 LBBB 但 QRS ≥ 150 ms,可置入 CRT 或 CRT-D;非 LBBB 且 QRS < 150 ms,不推荐。

- **NYHA Ⅰ级患者**

(1) LVEF ≤ 30%,伴 LBBB 及 QRS ≥ 150 ms,缺血性心肌病,推荐置入 CRT 或 CRT-D。

（2）永久性房颤、NYHA Ⅲ级或Ⅳ级，QRS ≥ 120 ms、LVEF ≤ 35%，能以良好的功能状态预期生存大于1年的患者，在以下3种情况可以考虑置入 CRT 或 CRT-D：①固有心室率缓慢需要起搏治疗；②房室结消融后起搏器依赖；③静息心室率 ≤ 60 次/min、运动时心率 ≤ 90 次/min。但需尽可能保证双心室起搏，否则可考虑房室结消融。

有效药物治疗后仍有症状的患者，应根据综合检查结果，在医师全面评估下确定适应证。术后应继续规范化药物治疗。

植入型心律转复除颤器

在美国，心源性猝死是头号杀手，估计每年有20万~40万例猝死发生。而绝大部分发生于伴有左室功能减低的症状性心力衰竭患者。尽管药物抗心衰有了很大的进步，但症状性心衰患者在确诊后的最初2.5年仍有20%~25%可能发生意外死亡，这类意外死亡有大约一半是猝死，其原因为室性心动过速或心室颤动。临床研究已表明，对心肌梗死后伴有心力衰竭者植入埋藏式心律转复除颤器能显著提高其生存率。

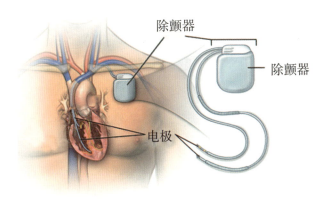

完全符合CRT植入适应证的心衰患者通常具有很高的猝死危险，单独使用CRT治疗可降低猝死风险，但CRT并非猝死的最佳预防手段。再同步化治疗加除颤器（CRT-D）将双室起搏与除颤器（CRT+ICD）结合成一体，这种CRT-D平时执行双室起搏，实

施同步化治疗，一旦心室发生颤动，除颤器立即工作，进行电除颤复律。

医师会根据患者心脏性猝死的危险分层、患者的整体状况和预后进行适应证评估。

猝死的高危人群尤其是心肌梗死后或缺血性心肌病患者，符合 CRT 适应证，应尽量置入 CRT-D。

心脏辅助装置

心脏辅助装置是人工制造的机械装置,用以帮助、代替部分或全部病损心脏做功,维持血液循环,保证全身组织、脏器的血液灌注,使衰竭的心脏得以恢复功能或赢得时间,等待合适的供体心脏进行心脏移植。

心脏辅助装置包括被动性心室限制装置以及目前临床应用较多的主动脉内球囊反搏、体外膜式氧合器、氧合支持和心室机械辅助装置。

- **被动性心室限制装置**

通过心脏辅助装置对衰竭心脏进行被动限制,以减少心室壁肌肉张力,防止心室腔进一步扩张,以维持和改善心脏功能。

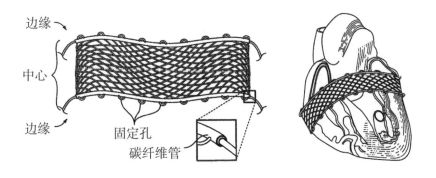

● **主动脉内球囊反搏**

主动脉内球囊反搏是通过动脉系统植入一根带气囊的导管到降主动脉内、左锁骨下动脉开口近端，在心脏舒张期气囊充气，在心脏收缩前气囊排气，从而起到辅助心脏的作用。这是使用最为普遍的一种心脏辅助装置，主要辅助左心室功能。

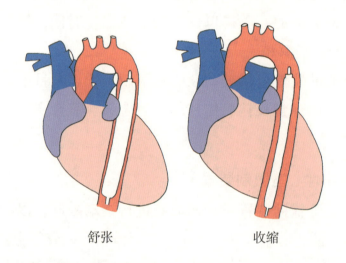

舒张　　　　　收缩

● **体外膜肺氧合支持疗法**

体外膜肺氧合（ECMO）是将血液从体内引到体外，经膜肺氧合再用泵将血灌入体内，可进行长时间心肺支持。ECMO治疗期间，心脏和肺得到充分休息，全身供氧和血流动力学处在相对稳定的状态。此时，膜式氧合器可进行有效的二氧化碳排除的摄取，驱动泵使血液周而复始地在机体内流动，为肺功能和心功能的恢复赢得宝贵时间。

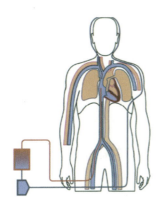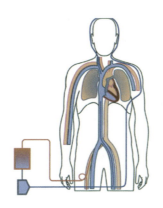

ECMO是一种比较方便的辅助方式,对全心衰竭特别是右心衰竭为主的患者更加适用。ECMO可以部分或全部代替心肺功能,能够减轻肺循环的负担,同时增加体循环的前向血流,达到维持循环的目的。临床研究表明,短期循环呼吸支持(如应用ECMO)可明显改善预后。

心脏移植

目前,心脏移植被认定是临床治疗终末期心脏病最为有效的方法,适用于:

 经内科外科常规治疗都无法治愈的终末期心脏病患者;

 无不可逆重度肺动脉高压;

 其他重要脏器功能正常或可逆;

 精神状态稳定,对术后的继续治疗和积极的生活方式有充分信心。

第七章 非药物治疗篇

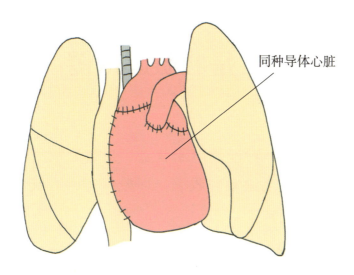

同种导体心脏

　　心脏移植的主要目的是延长寿命、提高生活质量。2005年，国际心肺移植注册协会报告70201例心脏移植患者30天手术死亡率5%~10%，术后1年、3年、5年、10年的生存率分别为79.4%、71.9%、65.2%、45.8%，最长存活病例已超过30年。心脏移植的疗效与术前患者的周身和重要脏器功能状态有关，与免疫移植剂的应用等也有密切关系。

什么是心脏起搏器

心脏起搏器是一种医用电子仪器，通过发放一定形式的电脉冲刺激心脏，使之激动和收缩，即模拟正常心脏的冲动形式和传导。

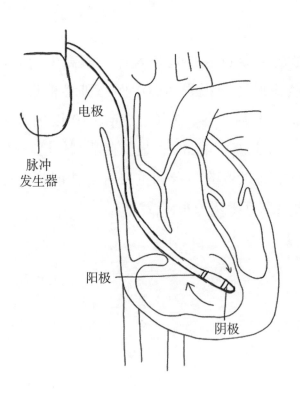

心脏起搏治疗

由于各种病因造成的方式传导阻滞（如病态窦房结综合征；窦房结或希氏束发生阻滞；或人工主动脉瓣置换术后，部分患者口瓣膜张力过大、瓣膜支架过高或安装时瓣膜位置偏低）都有可能压迫位于瓣窦底部的左心室流出道部位的传导束，造成传导阻塞。

对于以上患者，须安装人工心脏起搏器来挽救患者生命。目前安装的人工起搏器大多将起搏电极安置在右心室。

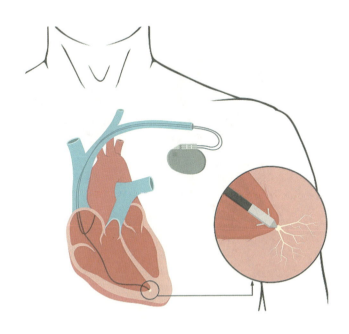

主动脉瓣膜病治疗

主动脉瓣膜病的治疗包括药物治疗、外科手术治疗和介入治疗。

- **药物治疗**

主动脉瓣膜病的主要问题在于瓣膜本身有机械性损伤,治疗瓣膜性心脏病的关键是修复瓣膜损害。迄今为止没有一种药物被证明可以改变瓣膜性心脏病心衰患者的自然病程或提高生存率。

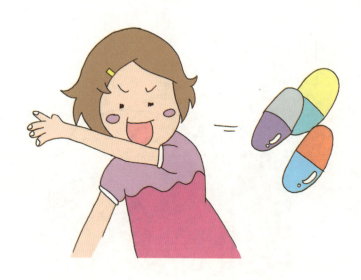

第七章 非药物治疗篇

● **外科手术治疗**

主动脉瓣膜病患者出现心绞痛后平均寿命约 4 年，出现晕厥后寿命约 3 年，出现充血性心力衰竭后寿命约 2 年。因此，出现这些典型症状时应及时手术。

传统主动脉瓣置换术在全身麻醉下，经前正中线纵行劈开胸骨，建立体外循环，阻断升主动脉，切开升主动脉进行置换。置换的瓣膜有生物瓣和机械瓣。此术式能充分暴露术野、易操作，已成为经典的手术方式。但手术创伤大、出血多、住院时间长，越来越引起人们特别是老年人的高度重视。

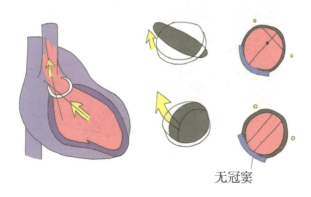

主动脉瓣置换时，机械瓣和双叶瓣在主动脉瓣口的正确位置

● 介入治疗

经导管瓣膜治疗术特别是经导管主动脉瓣膜置换术的出现，是近十余年来研发的一种全新的微创瓣膜置换手术，为高龄高危患者的治疗带来了新希望。

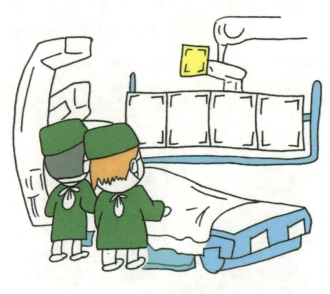

介入治疗

经导管瓣膜置换术

经导管主动脉瓣置入术（TAVI）是指通过介入导管的方式，将人工心脏瓣膜预先压缩到特殊的导管内并输送至主动脉瓣区打开，从而完成人工瓣膜置入，恢复瓣膜功能。手术无须开胸，创伤小、术后恢复快，对不能手术的严重主动脉瓣疾病患者，TAVI与药物治疗相比可降低病死率46%，并显著提高患者的生活质量。

经导管主动脉瓣置换术是近年来对有外科手术禁忌证或高危重度主动脉瓣病变患者治疗方法的创新与突破。此方法可降低并发症的发生率，改善血流动力学状态及临床症状。随着操作装置的不断改良，此方法逐渐用于中低危手术患者。

但是，不同于传统的开胸直视手术，经导管主动脉瓣置换是在X线指导下进行操作，术前需要对患者的心脏解剖情况（如瓣环大小、形态以及钙化程度等）进行评估，这些评估主要依赖于CT和心脏超声。所以，经导管主动脉瓣置换术依赖于由心血管外科医生、心脏介入医生、影像医生、超声医生和麻醉专家组成的团队，这是决定手术成功的主要因素。

到目前为止，全球已实施了30多万例经导管主动脉瓣置入术，这项技术已经非常成熟。欧美国家的心血管学界认为，TAVI是介入心脏病学一个新的突破，它很可能会取代原来的外科手术，大大降低由手术引发的出血、感染、脑中风等并发症的风险。

J-Valve®

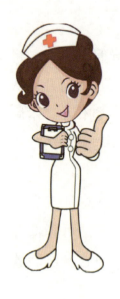

现阶段，美国上市了两款微创心脏瓣膜的植入系统，但均没有全面的定位装置。"J-Valve®介入人工生物瓣膜"是全球唯一拥有智能三维定位的心脏瓣膜系统。该系统是区别于传统开胸治疗心脏瓣膜疾病的一种微创手术技术，具有时间短、费用低、操作流程简单、技术要求不高、完全依靠植入系统自身的定位装置完成瓣膜置换手术，从而减少手术风险、使患者得到及时治疗等优势。

"J-Valve®介入人工生物瓣膜"是世界上目前最先进的瓣膜疾病治疗技术，集成研发的技术产品解决了心脏瓣膜疾病这一世界级难题。

目前，J-Valve®技术已初步在我国瓣膜病外科领域形成新的治疗规范，运用"J-Valve®介入人工生物瓣膜"技术进行主动脉瓣置换耗时仅需7~10分钟，最快能达到2分钟；而临床试验对象均为高危的高龄患者，平均年龄74周岁以上，最高年龄达87岁。

J-Valve®另一特点是不仅可以治疗主动脉瓣狭窄，还可以治疗主动脉关闭不全，是目前市场上的主要经导管主动脉瓣置换产品。

J-Valve®由于其独特的钳夹原理，能将生物瓣膜牢固地钳夹在没有病变的关闭不全患者的主动脉瓣上。经临床研究，其治疗关闭不全的效果不亚于治疗主动脉瓣狭窄的效果。这项技术对于医学领域意义非凡，真正为全国乃至全球心脏瓣膜病患者造福。

心衰发病过程

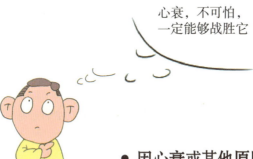

心衰，不可怕，一定能够战胜它

- 因心衰或其他原因需要住院治疗

- 增加药物剂量或增加新药治疗

- 症状恶化

- 猝死

- 死亡

心衰评估

心脏衰竭的临床状况主要从以下两方面进行评估：

 美国纽约心脏病协会心功能分级。

 以6分钟步行距离作为心衰患者运动耐力的客观指标，可用来评价药物的治疗效果。

第八章

康复篇

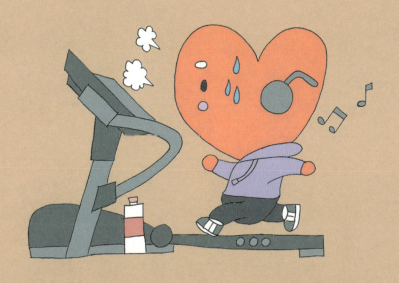

第八章 康复篇

健康指导

- 疾病知识指导
- 用药指导与病情监测
- 心理指导

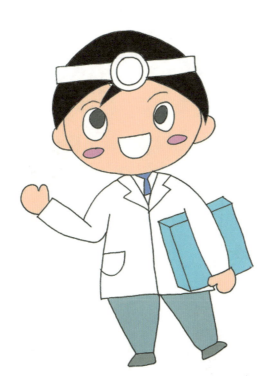

如何正确地对待心衰

第一，充分认识心力衰竭的复杂性和长期性，坚定与疾病斗争的信念，相信当代治疗的良好效果。第二，定期到医院复诊，按医嘱长期坚持服药。第三，避免过度劳心；可适当参加一些平缓的体育锻炼，如散步等，运动量以保持在运动当时或之后不感觉劳累为佳。第四，适当控制液体(水、汤、茶、粥、奶等)的摄入量，不要饱餐，坚持七八成饱即可，营养搭配合理。第五，生活起居要有规律，戒烟戒酒；保证充足的睡眠，保持平和的心情，避免大喜、大悲或高度紧张。

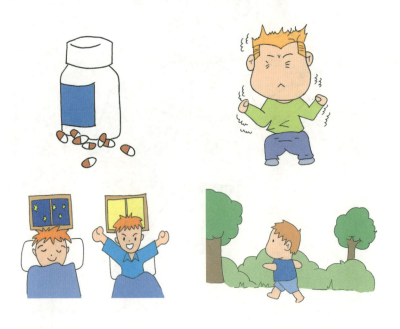

心衰患者的护理

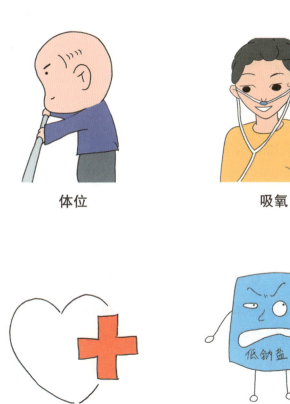

体位　　　　吸氧

心理　　　　饮食

气体交换受损心衰患者的护理

- **护理目标**

（1）患者呼吸困难明显改善。

（2）发绀消失。

（3）肺部啰音消失。

（4）血气指标维持在正常范围。

- **护理措施**

（1）休息与体位。

（2）给氧。

（3）用药护理。ACEI：干咳、低血压和头晕、肾损害、高钾血症、血管神经性水肿等；β受体阻滞剂：液体潴留和心衰恶化、疲乏、低血压、心动过缓和传导阻滞。

（4）控制输液速度和总量。

（5）观察病情。

- **吸氧的适应证**

适用于低氧血症和呼吸困难明显。

尤其是动脉血氧饱和度（SaO_2）＜90%的患者应尽早使用，使患者SaO_2≥95%（伴COPD者SaO_2＞90%）。

无低氧血症的患者不应常规应用，可能导致血管收缩和心输出量下降。

- **吸氧方式**

（1）鼻导管吸氧：从低氧流量（1~2 L/min）开始，若无 CO_2 潴留，可根据 SaO_2 调整氧流量达 6~8 L/min。

（2）面罩吸氧：适用于伴呼吸性碱中毒患者；必要时还可采用无创性或气管插管呼吸机辅助通气治疗。

- **吸氧时注意要点**

（1）严格执行操作规程，注意用氧安全，切实做好四防（防震、防热、防火、防油）。

（2）开关使用氧气，应先调流量后应用。

（3）用氧中，经常观察缺氧状况有无改善、氧气装置有无漏气、是否通畅。

（4）氧气筒内氧气不可用尽。

（5）对未用或已用完的氧气筒，应挂"满"或"空"的标志，以便于及时调换氧气筒。

- **心衰患者的体位**

（1）保证患者充分休息。

（2）应根据心功能情况决定活动和休息原则：

——心功能Ⅰ级患者：可不限制活动。

——轻度心力衰竭（心功能Ⅱ级）患者：可起床稍事轻微活动，但需增加活动的间歇时间和睡眠时间。

——中度心力衰竭（心功能Ⅲ级）患者：以卧床休息、限制活动量为宜。

——重度心力衰竭（心功能Ⅳ级）患者：必须严格卧床休息，给予半卧位或坐位。

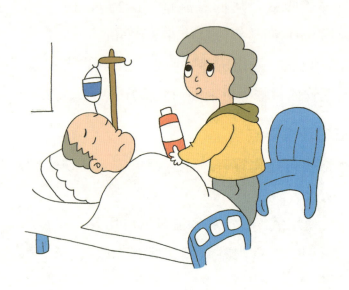

体液过多心衰患者的护理

- **护理目标**

（1）能叙述并执行低盐饮食计划。

（2）水肿、腹水减轻或消失。

（3）皮肤完整，不发生压疮。

- **护理措施**

（1）体位。

（2）饮食护理：低盐清淡易消化饮食，少量多餐；食盐<5 g/d，限制含钠量高的食物；控制液体入量。

（3）使用利尿剂的护理。

（4）皮肤护理：预防压疮的发生。

（5）监测体重、出入量、电解质等。

- **心衰患者的饮食**

（1）适当控制水的摄入。

（2）平衡钾的摄入。

（3）限制热能和蛋白质的摄入。

（4）增加碳水化合物的摄入。

（5）限制脂肪的摄入。

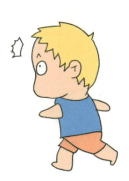

营养治疗同药物治疗是彼此联系、相辅相成的。合理地选择食物，可促进患者早日康复。下面，给心衰患者介绍一些选食常识，供配餐选用。

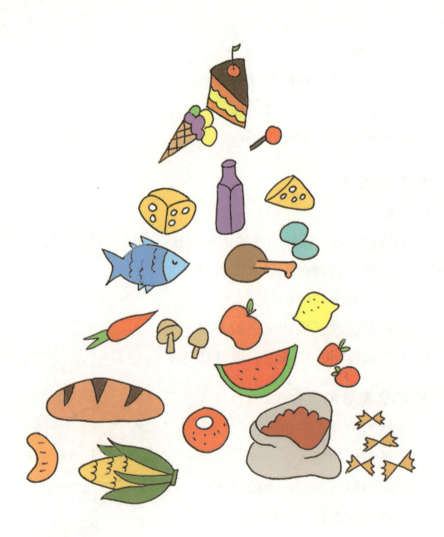

- **心衰患者允许摄食的食物**

粮食类	大米、面粉、小米、玉米、高粱
豆类	各种豆类及其制品，如豆浆、豆腐等
禽、畜肉类	鸡肉、鸭肉（瘦）、猪肉（瘦）、牛肉
油脂类	植物油为主，动物油少用
水产类	淡水鱼及部分含钠低的海鱼
奶、蛋类	牛奶（250 mL），鸡蛋或鸭蛋（<1个/日）
蔬菜类	含钠量高者除外
水果	各种新鲜水果
调味品	醋、糖、胡椒、葱、姜、咖喱
饮料	淡茶、淡咖啡

- **心衰患者饮食注意要点**

（1）限钠：

——有助于控制NYHA心功能分级Ⅲ~Ⅳ级心衰患者的瘀血症状和体征，应根据水钠潴留和血钠水平，适当限制钠摄入 3 g/d。使用利尿剂者，则适当放宽。

——对NYHA心功能分级Ⅰ~Ⅱ级心衰患者不需限钠。

——心衰急性发作伴容量负荷过重的患者应限制钠摄入＜2 g/d。

（2）限水：

——轻、中度症状患者常规限制液体摄入量并无益处。

——严重心衰患者液体摄入量限制在 1.5~2 L/d，有助于减轻症状和充血。

——严重低钠血症（血钠＜130 mmol/L）患者液体摄入量应＜2 L/d。

心衰患者尤其是长期应用利尿剂者，饮食摄入受限会导致维生素和微量元素缺乏，心衰患者存在维生素 B_1 缺乏的风险。摄入较多的膳食叶酸和维生素 B_6 与心衰及卒中死亡风险降低有关，同时有可能减少高同型半胱氨酸血症的发生。

（3）营养：

——宜低脂饮食，优质蛋白质应占总蛋白的 2/3 以上。

——适宜的能量摄入量取决于患者的干重（无水肿情况下的体重）、活动受限程度以及心衰程度，一般给予 25~30 kcal/kg（理想体重）。

——肥胖患者应减轻体重，低能量平衡饮食（1000~1200 kcal/d）有利于减轻体重。

——对严重心衰伴明显消瘦（心脏恶病质）者应给予营养支持，肠内营养管饲的液体配方可用高能量密度配方（1.5~2.0 kcal/mL）。

——食用富含 Omega-3 多不饱和脂肪酸（ω-3PUFAs）的鱼类和鱼油可以降低甘油三酯水平、预防心房颤动，甚至有可能降低心衰病死率。建议每天从海鱼或鱼油补充剂中摄入 1g ω-3PUFAs。

活动无耐力心衰患者的护理

- **护理目标**

（1）能说出限制最大活动量指征。

（2）遵循活动计划。

（3）主诉活动耐力增加。

- **护理措施**

教育患者改变活动方式以调整能量消耗并减少心脏负荷；如发生活动后疲惫或出现呼吸困难、胸痛等，应停止活动。

监测患者对活动的反应，并教授患者自我监测的技术。

健康教育：向患者解释限制饮食的重要性，讲解所服药物（如利尿剂、血管扩张剂）的剂量、副作用、服药方法及保存方法。

- **心衰患者的日常活动**

运动训练对慢性心衰患者的益处已经得到肯定，所有心衰门诊患者可采用运动训练。当然需要结合药物治疗。但为了安全起见，运动训练前应进行极量、亚极量运动试验，以了解患者的心功能状态与运动耐受力、判断运动训练可能带来的危险，以便为患者制订更为切实可行的运动处方。

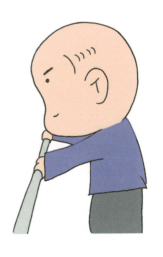

除了严重心衰或利尿剂难以控制的严重下肢水肿不宜行运动患者外,只要病情趋稳定,即使心功能Ⅳ级的患者也应当进行适当活动。

(1)重度心衰患者的康复运动:利尿剂难以控制的严重下肢水肿患者可采用被动运动,即帮助患者进行肢体运动,以免长期卧床引起的静脉血栓、褥疮等疾病。

对于重度心衰患者,可先采用床边坐立法,坐于床边的椅子,每日2次,每次10~30分钟,依据病情改善程度逐渐增加直至步行。重度体液滞留可使用利尿剂或增加利尿剂的用量来处理,而不必停止运动训练。若心衰症状持续恶化,应减轻运动量或停止运动训练,直至症状消失为止。

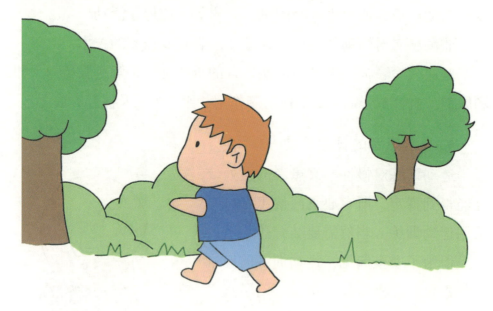

(2)轻中度心衰患者的康复运动:轻中度慢性心衰患者常采用步行运动法,逐渐过渡到其他量较大的运动,其他运动疗法

（如医疗体操、骑自行车、登山、老年门球、太极、舞蹈等）主要用于轻度慢性心衰 NYHA Ⅰ～Ⅱ 级患者。

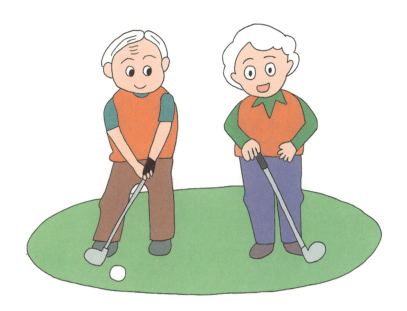

（3）心衰患者康复活动的注意事项：避免剧烈运动项目；锻炼要循序渐进，随时调整运动量；集中注意力，做好准备活动和整理活动，认真、按时锻炼，持之以恒；保持轻松和舒畅。

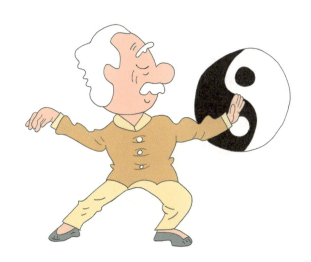

洋地黄中毒心衰患者的护理

- **护理目标**

（1）能叙述洋地黄中毒的表现。

（2）一旦发生中毒，得以及时发现和控制。

- **护理措施**

（1）预防措施：个体差异。

（2）密切观察洋地黄毒性反应，如心律失常、胃肠道反应、神经系统症状。

（3）洋地黄中毒的处理：立即停用洋地黄；补充钾盐，停用排钾利尿剂；纠正心律失常：苯妥英钠/利多卡因/阿托品/临时起搏。

猝死心衰患者的护理

- **护理目标**

（1）去除一切可能导致猝死的因素。

（2）维持生命，提高生命质量。

- **护理措施**

（1）评估危险因素：冠心病、心衰、心肌病、心肌炎、药物中毒等；电解质紊乱（如低钾）和低氧、酸碱平衡失调等；配合治疗，协助纠正诱因。

（2）心电监护。

（3）配合抢救：留置静脉导管；备好抢救药品、除颤器、临时起搏器等，一旦发生猝死立即配合抢救。

心衰患者的病情观察

- 注意早期心力衰竭的临床表现

- 定期观测水电解质变化及酸碱平衡情况

——低钾血症，出现乏力、腹胀、心悸、心电图出现 U 波增高及心律失常，并可诱发洋地黄中毒。

——高血钾，严重者可引起心脏骤停。

——低钠血症，表现为乏力、食欲减退、恶心、呕吐、嗜睡等。

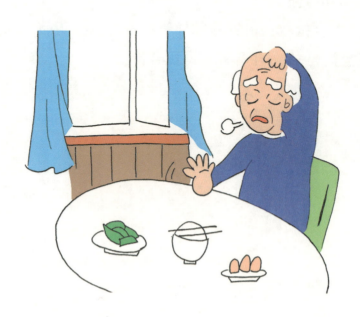

心衰患者并发症的护理

- **防止呼吸道感染**

- **防止血栓形成**

原因：长期卧床，下肢肌肉收缩。

- **护理措施**

（1）下肢肌肉按摩。

（2）用温水浸泡下肢，以加速血液循环、减少静脉血栓形成。

（3）当患者肢体远端出现局部肿胀时，提示已发生静脉血栓，应及早与医师联系。

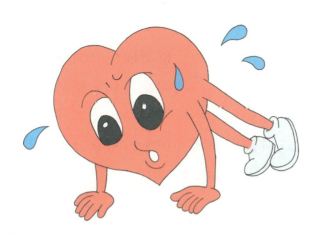

心衰患者心理护理

- **解除患者的紧张情绪，树立战胜疾病的信心**

心衰是一种难以彻底治愈的疾病，加之反复发作，易造成心理负担，因此许多患者丧失信心并对此病有一种恐惧心理，担心心衰发作而情绪反应敏感。对于此类患者，要热情、耐心地给予护理并加以安慰，使患者对自己的疾病有新的认识、增强战胜疾病的信心，使其情绪镇静、不急躁，从而使患者积极地参与配合治疗。

- **积极调动患者的主观能动性，促进康复**

心衰患者自信心的降低和依赖感增强常导致患者需要永久的药物治疗，调动患者的主观能动性是很重要的，护士要与患者建立起指导、合作或共同参与的护患模式，即让患者参与治疗和自我护理。为此，护理人员要经常听取患者对治疗、护理的意见和要求，使患者感受到某些权利的获得和人格的尊重。在护理中共同参与疾病的治疗护理，不仅可调动护士的积极性，还可调动患者的积极性，这对护理质量和护士自身素质的提高、护患关系的融洽以及疾病的恢复有着积极作用。

- **创造和谐的生活环境，巩固疗效**

应让患者家庭成员了解心衰的疾病知识，以便营造和谐的家庭气氛，避免易发作因素。患者的家庭成员应帮助患者树立起坚持治疗疾病的决心，引导家庭成员给予心衰患者心理支持。鼓励患者参加各种娱乐活动，调动生活情趣，使其思想放松、注意力转移、调整心情、提高免疫力，从而减少心衰的发生。

- **做好情志护理，搞好护患交流**

护理人员要耐心聆听患者的讲述，让其感觉到护士在专心致志地倾听他的诉说，而且是十分认真地对待他的问题。同时，加强与患者的思想交流，交流时态度要坦诚，时刻以乐观开朗的情绪、态度去感染患者，做好护患之间的交流，有效建立起良好的护患关系，从而促进患者处于有利于康复的最佳心理状态，真正发挥心理护理的作用。

心衰患者复发的预防

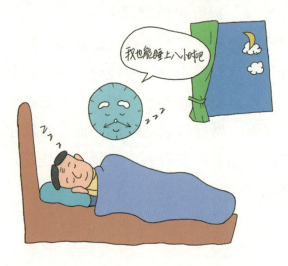

五点预防心衰的建议,希望对您更好地预防心衰有所帮助!

- **多休息**

心衰患者应根据病情适当安排生活、工作和休息,保障充足睡眠,不可过度劳累,以减轻心脏的负担。

- **遵医嘱服药**

心衰患者在缓解期可在家调养,但仍需遵医嘱服药。最为常见的药物是强心利尿剂,它具有严格的用药要求,不按时服用或乱服用都会危害健康甚至威胁生命。

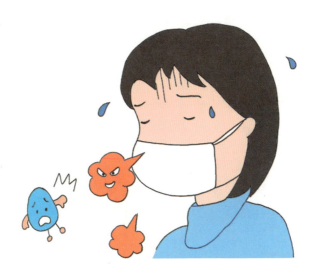

- **学会自救**

急性心衰发作时,患者应马上采取半坐位,双下肢下垂,保持镇静,深吸气,避免一切活动,尽快与医院联系,及时送往医院救治。

- **防止复发**

80%~90%的心衰发生与呼吸道感染、过度疲劳、情绪紧张、饮食不当等因素密切相关,所以,患者应注意这些诱发因素,认真控制。

- **注意饮食**

患者的饮食要清淡,以易消化的食物为主,少食多餐,严格控制钠盐的摄入。适量补充蛋类、瘦肉和鱼类,多食新鲜水果、蔬菜及粗纤维食物,少吃咸菜、咸鱼等腌制品。

第九章

心衰相关新技术篇

瓣膜病微创手术

微创手术的优点是创伤小、疼痛轻、恢复快。

以TAVI技术为代表的结构性心脏病微创介入治疗将成为当前国际上心血管介入领域最具发展前景的方向之一。经导管的心脏瓣膜治疗是一门新兴技术，可以以近乎无创的方式对患者瓣膜进行修复或置换。虽然我国这方面技术相对落后、开展较晚，但是以J-Valve为代表的国产瓣膜却走在了世界介入瓣膜技术的前列，为广大国内心脏瓣膜病患者带来了福音。

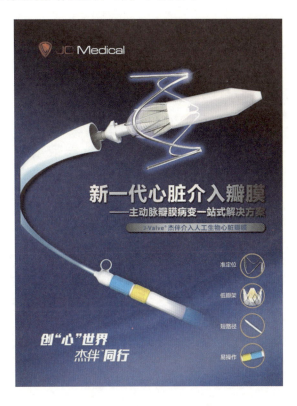

经皮肺动脉瓣置入术

经皮肺动脉瓣置入术是最先应用于临床的经导管瓣膜置换技术，不仅能纠正狭窄，也可处理瓣膜反流。该技术经外周血管静脉途径，通过导管将人工瓣膜支架置入自体肺动脉瓣处，代替已失去功能的肺动脉瓣，以达到治疗的目的。

目前，经皮肺动脉瓣置入术适应证主要包括解剖条件符合外科手术标准，但进行外科手术风险较大或不愿意进行外科手术的患者。经皮肺动脉瓣置入术适应证包括临床和解剖学两个方面。

- **适应证标准**

目前，经皮肺动脉瓣置入术适应证的临床标准尚未完全明确，一般认为应包括：①有明显右心功能不全临床表现；②有重度肺动脉瓣反流或狭窄，包括RVOT术后肺动脉瓣重度狭窄及重度关闭不全、肺动脉瓣缺如、右心室－肺动脉瓣带瓣管道的瓣膜关闭不全、经皮肺动脉瓣置入术后再次出现严重瓣膜反流（瓣中瓣技术）、RVOT梗阻并发重度肺动脉瓣反流。

- **解剖学标准**

右心室流出道直径16~22 mm年龄在5岁以上、体重在20~25 kg以上的病例。

经导管二尖瓣夹合术

二尖瓣的相关结构非常复杂，包括瓣叶、腱索、乳头肌、瓣环和左心室，其中任何一个结构功能异常均可能导致严重的二尖瓣反流，显著降低患者的生存率。

有一份基于近14万在院人群的调查发现，在严重瓣膜病变人群中二尖瓣是最易受累的，且患病率随年龄增加而明显增加。外科手术治疗是目前二尖瓣反流的主要治疗方法，但是存在1%~5%的死亡率、10%~20%的手术并发症以及30天内再次住院率高等不足。目前，疗效好、创伤小、并发症少、费用低的经导管治疗MR的方法已是全球介入心脏病学最蓬勃发展的新兴方向。其中，经导管二尖瓣夹合术是目前应用最广泛、循证医学证据最充足的经导管二尖瓣修复治疗的方法。

截至目前，全世界已有超过5万名患者接受经导管二尖瓣夹合术治疗。经导管二尖瓣夹合术是在外科缘对缘二尖瓣修复术的启发下，采用类似的技术原理，在全麻状态下使用一个特制的二尖瓣夹合器，经股静脉进入，穿刺房间隔后进入左心房及左心室，在三维超声及数字减影血管造影引导下，使用夹合器夹住二尖瓣前后叶的中部，使二尖瓣孔在收缩期由大的单孔变成小的双孔，从而减少二尖瓣反流。

经导管二尖瓣夹合术相对外科手术有明显优势——外科手术创伤大，需要体外循环，许多高危患者不适合外科手术，术后患者需要较长的恢复期；而经导管二尖瓣夹合术通过股静脉将器械送入心脏，几乎无伤口，在操作过程中心脏正常搏动，不需要体外循环支持，患者恢复较快，通常在术后 2~3 天可以出院，术后 1 周内就可以参加日常活动。

经导管心脏瓣膜修复技术是近年来心血管疾病介入治疗领域里程碑式的进步。经导管二尖瓣夹合术对于国内许多医生而言仍是陌生的技术，但我们相信随着国内外科研人员的不懈努力，经导管二尖瓣夹合术技术将不断改进，或许某一天二尖瓣的介入治疗将像冠脉介入治疗那样在国内遍地开花。

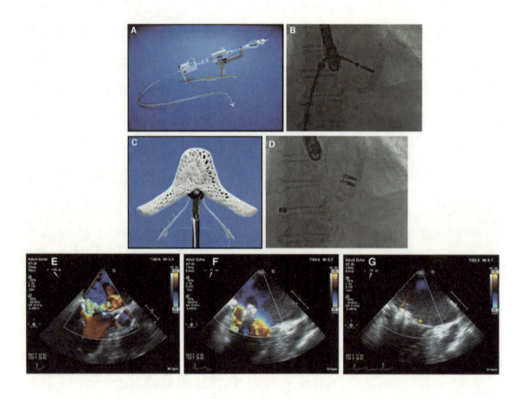

新型药物 ARNI

血管紧张素受体脑啡肽酶抑制剂（Angiotensin Receptor Neprilysin Inhibitor，ARNI）是新近出现的一种血管紧张受体和脑啡肽酶的双重抑制剂，是脑啡肽酶抑制剂与缬沙坦按照 1∶1 的比例通过化学反应连接在一起共同发挥作用的一个药物，可同时抑制脑啡肽酶、阻断 AT1 受体，具有舒张血管、预防和逆转心血管重构和尿钠排泄等作用，并且效果比经典的血管紧张素转换酶抑制剂（ACEI）类药物更优一等。

有研究表明，与依那普利相比，口服 ARNI 药物的患者生活质量明显提高，ARNI 不仅能降低心血管死亡的风险，还可减少因心衰住院的风险。ARNI 在降低心衰的住院和死亡风险方面的表现均优于 ACEI 制剂；ARNI 在减少心血管病死率方面表现出来的巨大临床收益至少与长期的依那普利疗效相当，这表明在慢性心衰患者的治疗中，双系统抑制的疗效比抑制单个 RAAS 系统更有效。

当前，全世界范围内因心衰住院的花费巨大，心衰病情复杂，在严重降低患者生活质量的同时往往伴随着多种并发症，是许多心血管疾病的终末阶段，给患者本人和社会造成了巨大负担。然而近 10 年来，心衰的药物治疗迟迟未有突破性进展，未见新的心衰治疗口服药物被批准。以 RAAS 和 NEP 双系统为靶点的 ARNI 类药物的出现，或为心衰患者带来了新的希望，代表了心衰药物治疗的新方向。基于诸多临床试验，ARNI类药物具有提高心衰患者生存质量和改善预后的独特作用，表现出广阔的应用前景和良好的安全性。然而，我们也应该看到，在其真正应用于临床之前，ARNI在一般心衰患者中的长期疗效和安全性还有待进一步确认。此外，ARNI类药物出现或可给临床药物设计带来新的思路——基于对疾病病理生理途径的知识而设计新颖的药物疗法正越来越多地应用于临床，这类药物的双重或多个靶点或可提升患者的生活质量和远期生存率。

干细胞治疗及基因治疗

心衰患者多伴有心肌受损、心肌细胞凋亡、间质水肿。细胞治疗主要针对凋亡的心肌细胞，而基因治疗针对的是受损心肌，两者侧重点不同。

- **干细胞治疗**

近几十年来，随着人类对干细胞认识的加深、利用干细胞分化潜能再生心肌细胞、修复受损心肌组织、恢复心脏功能已成为目前治疗心功能衰竭的一种新策略。在心肌再生方面研究中，干细胞移植和组织工程备受关注，细胞治疗的理念也发生了巨大转变，治疗细胞由胚胎干细胞向成体干细胞、祖干细胞转变，由第一代治疗细胞向第二代治疗细胞转变；关注点也由治疗细胞自身功能向治疗细胞的其他功能（如抗纤维化、刺激血管再生、激活内源性心肌干细胞等）转变。

总体而言，干细胞治疗的安全性较好，但同时存在致心律失常、肿瘤、异位组织生成等相关风险。如何降低这些风险、如何进行更为有效的细胞处理及传送以及如何与纳米材料及3D打印技术结合，将是未来的重要研究方向。

- **基因治疗**

基因治疗用于心脏衰竭被认为具有远大前景。心衰基因治疗是通过转导基因表达或下调特定蛋白修复受损心肌细胞，从而改善心功能。

有研究显示,基因治疗心衰患者的复发性心血管事件(心肌梗死、心衰恶化、心衰住院、安装心室辅助装置、心脏移植及死亡)发生率均显著降低。

随着对心衰细胞和分子水平病理生理机制认识的逐步深入,基因治疗的新靶点不断涌现。促心肌生成作用载体系统研发的不断深入将有可能从根本上改善病变心脏的结构和功能,随着大量基础和临床研究的完成,将在未来表现出强大的治疗安全性和有效性。

图书在版编目（CIP）数据

科学健康.心力衰竭/中国科学技术协会，中国老科学技术工作者协会，国家卫生健康委员会组织编写. -- 北京：科学普及出版社，2022.9

ISBN 978-7-110-10500-9

Ⅰ.①科… Ⅱ.①中…②中…③国… Ⅲ.①保健－普及读物②心力衰竭－防治－普及读物 Ⅳ.① R161-49 ② R541.6-49

中国版本图书馆 CIP 数据核字（2022）第 151055 号